精一书院系列

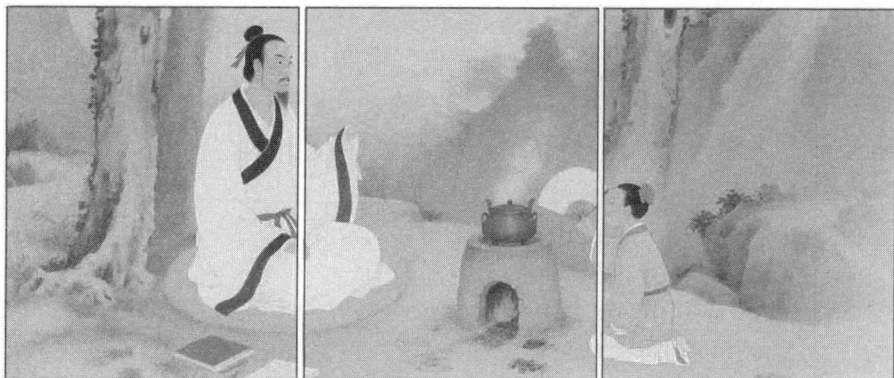

龚廷贤先生的
中医必修课

（美）林大栋　著

全国百佳图书出版单位
中国中医药出版社
·北　京·

图书在版编目（CIP）数据

龚廷贤先生的中医必修课 /（美）林大栋著.
北京：中国中医药出版社，2025.7.（2025.7重印）
--（精一书院系列）.
ISBN 978-7-5132-9500-0

Ⅰ．R2

中国国家版本馆 CIP 数据核字第 2025QL1031号

中国中医药出版社出版

北京经济技术开发区科创十三街 31 号院二区 8 号楼
邮政编码　100176
传真　010-64405721
河北新华第二印刷有限责任公司印刷
各地新华书店经销

开本 880×1230　1/32　印张 8.75　字数 235 千字
2025年7月第1版　2025年7月第2次印刷
书号　ISBN 978-7-5132-9500-0

定价　45.00元
网址　www.cptcm.com

服 务 热 线　010-64405510
购 书 热 线　010-89535836
维 权 打 假　010-64405753

微信服务号　zgzyycbs
微商城网址　https://kdt.im/LIdUGr
官 方 微 博　http://e.weibo.com/cptcm
天猫旗舰店网址　https://zgzyycbs.tmall.com

如有印装质量问题请与本社出版部联系（010-64405510）

前 言

　　此书为笔者长久以来欲编写之书，名为《龚廷贤先生的中医必修课》，是一本纵观中医学大要的书籍！

　　本书内容源自曾在亚洲医学界引起巨大轰动的医学大家龚廷贤先生所著的《万病回春》。本书主要是对《万病回春》第一篇"万金一统述"的白话翻译与阐释。笔者曾提到，"万金一统述"实际上是龚廷贤先生的"中医必修课"。在此之前，笔者曾讲过国民中医必修课，那是本人对中医学基础的简明总结。龚廷贤先生的这篇论述，是言简意赅的精华总结，也是中医学的大成之作。在问止中医——精一书院的课程中我曾经介绍过，但上课时间有限，仅能分享本人整理的分段笔记。然而，细读全文后可发现，这篇教材内容极其丰富且极具实用性。

　　龚廷贤先生，江西人氏，是一位备受尊敬的医学大家。尽管许多人可能对其并不熟悉，但实际上他留下的学术在当代医学领域扮演着极为重要的角色。因其贡献和成就实在太高，我们在精一书院的课程中，不仅一次，而是多次深入讲解其学术著作。个人认为，龚廷贤先生是继仲景之后对我的医学观影响最为深远的医家之一。

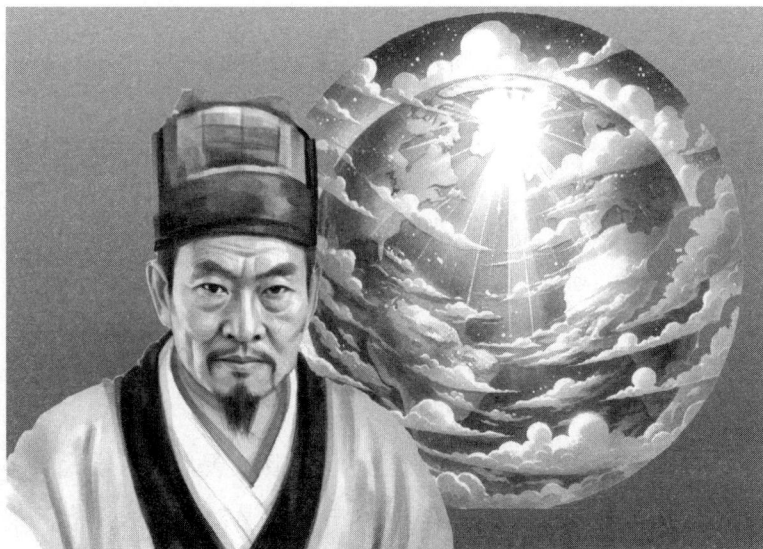

龚廷贤（1522—1619），字子才，号云林山人，又称悟真子，是明代著名的医家。他出生在江西金溪，其父龚信亦为知名医师，著有《古今医鉴》八卷。龚廷贤自幼习医，后随父学习，并在太医院任职。1593 年，他成功治愈了鲁王张妃的疾病，被誉为"天下医之魁首"，并获得"医林状元"的称号。他寿至九十八岁，在明代实属罕见。因此，除其所传授及流传的各类实用方剂外，其养生方法亦备受关注，尤其是他创制的三大养生药酒，广受推崇。

龚廷贤的传人戴笠、王宁宇等人东渡日本，在日本获得极高声誉，并将龚廷贤先生的医学成就传播至该国。在日本，龚廷贤先生被誉为"第二仲景"，彰显了他在日本医学界的重要地位。这也说明了学生对老师学术思想传播的重要性，能够将老师的学术思想发扬光大。倪师虽伟大，但如果学生未能承传其思想，也是一种遗憾。因此，继续努力学习并传承是至关重要的。

在日本江户时代，汉方医学后世派将龚廷贤先生的《万病回春》奉为经典之作。在大量汉方书籍中，经常会提到这四个字。《万病回春》的影响一直延续至今，其被纳入日本厚生省核可的汉方成药多达 128 种。龚廷贤先生的作品在日本被视为仅次于《伤寒杂病论》的重要医学典籍著作。在朝鲜，医学家许浚编撰的《东医宝鉴》，引用龚信和龚廷贤先生的《古今医鉴》高达 726 次，引用《万病回春》高达 525 次！《东医宝鉴》其书的命名就是源于对《古今医鉴》的敬仰。

大约在 100 多年前，越南所使用的文字还是汉字。那时候汉字是他们的通用文字，所有的文化典籍和政府文件均采用汉字。后来，随着法国的占领，汉字被拉丁拼音文取代，导致越南人不得不转而学习拼音文字。在 1886 年之前，越南曾翻译多个国家的医学著作，其中至少有 15 种汉籍医书，其中就包括龚廷贤先生的《万病回春》8 卷、《云林神毂》4 卷、《寿世保元》10 卷等作品。当时，先生的著作在亚洲各地广受赞誉。

《万病回春》创作于万历十五年（1587 年），吉田宗恂在 1597 年之前，即《万病回春》问世后不到十年，就在日本发现了这部著作，充分说明了该书在亚洲文化圈中的传播速度之快。尽管从今天的角度来看，十年已经很长了，但在明朝那个时候，十年能传播到日本，其传播速度实属罕见，可以说此书是整个亚洲医学界快速发展的一个重要里程碑！龚廷贤先生的医学著作也被认为是那个时代的医学翘楚。

为何亚洲各国如此景仰龚廷贤先生呢？龚先生以经方为基础，并在其著作中融入了许多创新。虽然其书的主要内容仍是经方，但他还传承并发展了宋元明时期的方剂。龚先生行医直至98岁高龄，接触的病例非常广泛，不断在临床实践中验证，将有效的疗法留存下来。龚先生的医学体系非常完整，并涵盖了广泛且全面的诊治范围。出于对他的崇敬，我曾将他所有书籍中涉及的疾病整理成一份详细列表。这份列表可以在精一书院的课件中找到。

由于文言文言简意赅，在阅读古书时，其内容往往十分简明精要。一段不算长的文字，其蕴涵的内容可能超出同等白话文数倍之多。事实上，龚廷贤先生在撰写"万金一统述"时，可以说把《万病回春》全书中的精要部分及其对中医学的理解都融入了其中。我第一次读的时候，觉得该篇幅之大，让人却步，最后还是耐着性子慢慢分段，并标上小标题，总算取得很好的学习成果。

原文的阅读难度究竟有多大呢？我把原文列在附录，大家可以在附录1看看。（温馨提示：不要晕倒了，内容确实晦涩难懂。）

原文初看可能很是复杂，但通过标注小标题并对其进行分类后，内容就变得易于理解和掌握了。通过小标题，大家就能理解为何本书称为《龚廷贤先生的中医必修课》。这些小标题就是大家所见的目录。有了这个整理，龚廷贤先生"中医总论式"的篇章应当能够被大家轻松掌握！这是精一书院的课件，笔者已将其放在附录 2 中。

　　经过精心编纂，这本书终于如愿面世，实现了我长久以来的心愿。我期望读者们通过阅读此书，能够与龚廷贤先生一同领悟中医学的精髓。

　　　　　　　　　　　　　　林大栋　谨识于双桂书院

凡　例

1.本书以《万病回春》第一篇《万金一统述》为基础，通过分段和添加小标题，使读者更易于掌握全文内容。

2.本书的编辑体例是先列出原文，再对其进行白话翻译，然后对原文的内容做较为深入的探讨和分析。希望读者能够达到纲举目张、探骊得珠的效果。

3.本书中所列举的医学理论和临床观点均出自龚廷贤先生。笔者仅作为解释者，力求做到"述而不作"。

4.书中有部分内容是对龚廷贤先生原文的补充，绝非意图取代先生的观点，仅是整理后世中医学中的一些发展内容。

5.部分小标题所涵盖的内容较多，主要是根据原文的呈现划分的。如在阅读白话翻译和原文时遇到困难，建议参考后面的解说部分，以便更好地理解。

6.笔者学力有限，解释之间或有疏漏之处，尚祈读者指正赐教为幸。

目 录

释 名

原文

万金者，万象之精粹也。一统者，总括之大机也。

白话翻译

万金是万事万物的精华，一统是包罗万象的大原则。

解说

从龚廷贤先生对《万金一统论》的命名来看，这正是其医学思想的总纲，不仅是精华所在，更是一切原则的基石，虽隶属《万病回春》，亦可独立成书。以现代名称来说，这便是龚廷贤先生的"中医必修课"了。

当然，这也是龚廷贤先生对从《黄帝内经》《伤寒杂病论》以来中医历史发展精华的总结。我们可以通过这些总结快速掌握中医的一些重要观念和临床心法。若能深入学习这些论述，必能在中医学领域中打下更坚实的基础，取得更好的发展。

总 论

原文

太初者，气之始也。
太始者，形之始也。
太素者，质之始也。

白话翻译

太初是气的开始。
太始是形体的开始。
太素是物质的开始。

解说

★ 先说明"太初"是什么：

1. 天地元气之始。如《列子·天瑞》："太初者，气之始也。"如三国魏·曹植《魏德论》："在昔太初，玄黄混并，浑沌蒙鸿，兆朕未形。"

2. 道家指天道、自然的本源。如《庄子·列御寇》："若是者，迷惑于宇宙形累，不知太初。"

3. 上古时代。如："太初之民，茹毛饮血。"

此处的"太初"是指"天地元气之始"，即我们所有的气均源自大自然的力量。这意味着人体的能量同样来自大自然的能

2

量。这正是中医"法自然"的思想体现。

★"太始"有两个意思：

1. 天地成形之始。如《列子·天瑞》："太始者，形之始也。"

2. 感应。如《隋书·卷一三·音乐志上》："夫音本乎太始，而生于人心，随物感动，播于形气。"

此处的"太始"是指"天地成形之始"，就是产生了各种的形体！

★"太素"有三个意思：

1. 物质的起始。如《列子·天瑞》："太素者，质之始也。"

2. 质朴、朴素。如三国魏·何晏《景福殿赋》："绝流遁之繁礼，反民情于太素。"

3. 指天地。如唐·李白《古风》诗五九首之四一："呼我游太素，玉杯赐琼浆。"

此处的"太素"是指"最早物质的起始"！

天地阴阳

天者，轻清而上浮也。

地者，重浊而下凝也。

阳之精者为日，东升而西坠也。

阴之精者为月，夜见而昼隐也。

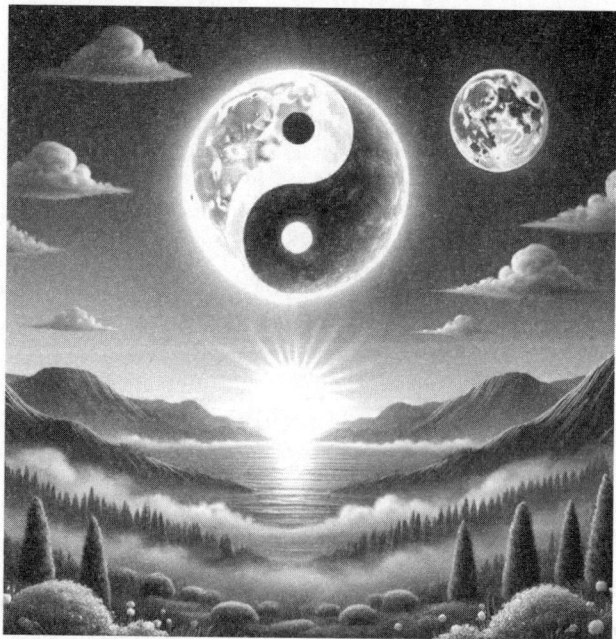

4

白话翻译

★ 天地阴阳

天是轻盈清澈的，向上浮动。

地是沉重混浊的，向下凝结。

阳气的精华就是太阳，从东方升起，西方落下。

阴气的精华就是月亮，夜晚显现，白天隐藏。

解说

这段话来自古代的阴阳五行思想，用以描述天、地、阴、阳的性质与运行规律。具体说明如下：

1. 天者，轻清而上浮也。

天指的是天空，它的特性是轻盈清澈，呈现上升的趋势。这是古人对"天气"的理解，认为天上的气轻且纯洁，因此会向上浮动。

2. 地者，重浊而下凝也。

地指的是大地，特性是沉重且混浊，呈现向下凝聚的状态。这是古人对"地气"的看法，认为地上的物质较重且不清澈，因此向下凝固不动。

3. 阳之精者为日，东升而西坠也。

阳指的是阳气，它的精华体现为太阳。太阳从东边升起，西边落下。这说明了阳气的运行模式与太阳的运行轨迹相符，象征着光明和动态。

4. 阴之精者为月，夜见而昼隐也。

阴指的是阴气，它的精华体现为月亮。月亮在夜间可见，而在白天则隐藏。这是对阴气特性的描述，象征着黑暗、静态与隐藏的力量。

总结来说，这段话反映了古人对天地阴阳运行特性的观察与解释，即天轻地重、阳气为日、阴气为月，这些运行规律构成了

龚廷贤先生的中医必修课

世界的自然秩序。

原文

天不足西北，故西北方阴也，而人右耳目不如左明也。地不满东南，故东南方阳也，而人左手足不如右强也。

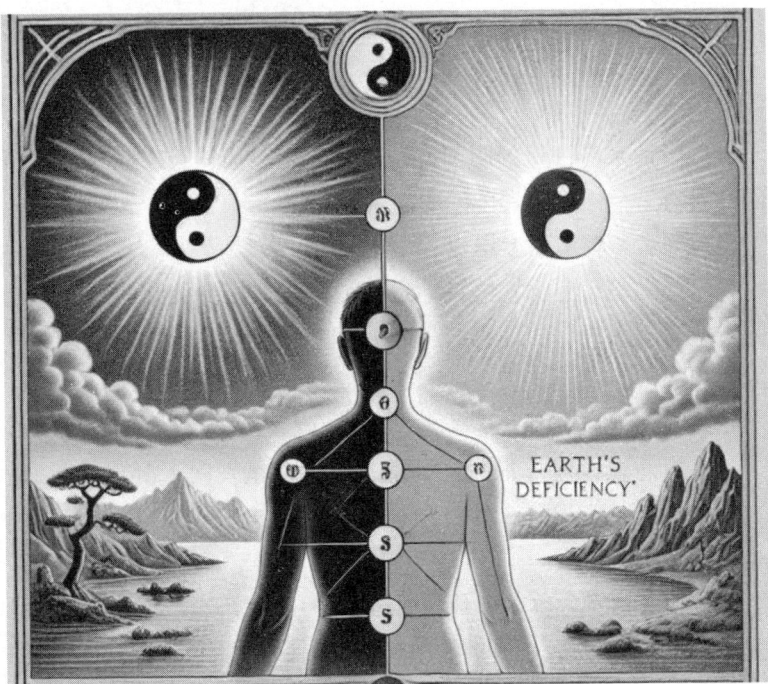

白话翻译

天空在西北方向不完全，所以西北方向属于阴，而人的右耳、右眼不如左边灵敏。大地在东南方向不完全，所以东南方向属于阳，而人的左手左脚不如右手右脚灵活。

解说

这段话来自黄帝内经《素问·阴阳应象大论》，是古人对阴阳和天地方位的观察与推理，结合了天地自然与人体的对应关系，具体说明如下：

1. 天不足西北，故西北方阴也，而人右耳目不如左明也。

这句话表示，古人认为西北方向的天空"不足"，即天气稀薄、光线较弱，属于阴的方位。阴气的精华聚集在下部，下部强盛上部就相对较弱了，所以会出现耳目不聪明，但手脚灵活的情况。因此，与西北方相关的人体部位——右耳与右眼，感官功能不如左边耳目那么敏锐，这是右边阴气相对较强的结果。

2. 地不满东南，故东南方阳也，而人左手足不如右强也。

这句话则表示，东南方向的地势"不满"，即地气较稀少，反而天气较充足，这使得东南方属于阳的方位。阳性向上，人体的阳气精华聚集在上部，上部强盛下部相对较弱，所以会出现耳目聪明，但手脚不灵活的情况。因此，与东南方向相关的人体部位——左手与左脚，其灵活度不如右边手足强，这是左边阳气相对较强的结果。

小　结

这段话从天地方位的阴阳特性，进一步推及人体左右耳目及手足的强弱。古人认为西北方向阴气重，因此人的右耳目较弱；东南方向阳气重，因此人的左手足较弱。这是阴阳学说的具象化应用，通过将自然现象与人体特征相对应来解释其运行规律。

注意：此处的人体方位是指面南而立，则右西而左东。中国的地理大势是西北高而东南低，故天不足西北，地不满东南，但在国外则未必。

原文

天气下降，地气上升也。

阴中有阳，阳中有阴也。

平旦至日中，天之阳，阳中之阳也。日中至黄昏，天之阳，阳中之阴也。合夜至鸡鸣，天之阴，阴中之阴也。鸡鸣至平旦，天之阴，阴中之阳也。（故人亦应之。）

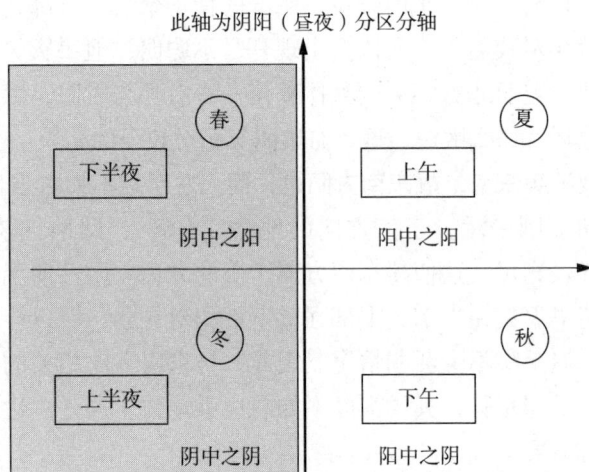

此轴为阴阳（昼夜）分区分轴

白话翻译

天空的气息向下沉降，大地的气息向上升腾。

阴中有阳，阳中有阴。

从黎明到正午，这段时间是天的阳气，属于阳中之阳。正午到黄昏，是天的阳气，属于阳中之阴。从夜晚到鸡叫时分，是天的阴气，属于阴中之阴。从鸡叫到黎明，是天的阴气，属于阴中之阳。（因此人也应该顺应这些变化。）

解说

这段话来自《黄帝内经》中的《素问·金匮真言论》，描述了古人对天地气运、阴阳交替的观察，特别是时间与阴阳之间的关系。具体解释如下：

1. 天气下降，地气上升也。

- 大自然中清阳向上成为天，浊阴向下成为地。地气上升凝结成云，天气下降凝结成雨；雨是由地气上升的云转变而成的，而云则是由天气下降的雨蒸发而成。这说明了天地之间的气流交互运行，天气下降，地气上升，形成一种平衡。

2. 阴中有阳，阳中有阴也。

- 阴阳之间不是绝对的，阴中包含阳，阳中也包含阴。这表明了自然界中任何事物都存在着对立统一的原则，没有纯粹的阳或阴，两者相互依存、转化。

3. 平旦至日中，天之阳，阳中之阳也。

- 平旦是黎明，日中是正午，这段时间的天气属于阳气，并且是阳气中的最强时段，称为"阳中之阳"。这时阳光最为充足，代表着一天中最强盛的阳气。

4. 日中至黄昏，天之阳，阳中之阴也。

- 从正午到黄昏，这段时间的天气依然属于阳气，但此时阳气已开始减弱，逐渐转为阴气，所以称为"阳中之阴"。这段时间代表着阳气正在转变为阴气。

5. 合夜至鸡鸣，天之阴，阴中之阴也。

- 合夜是夜深时段，鸡鸣是黎明前，这段时间属于阴气，并且是阴气最强的时段，称为"阴中之阴"。这是一天中阴气最盛的时候。

6. 鸡鸣至平旦，天之阴，阴中之阳也。

- 从鸡鸣到黎明，这段时间仍属于阴气，但阳气已开始萌生，称为"阴中之阳"。这是阴气逐渐转化为阳气的时段，阳气将随着日出逐渐增强。

7. 故人亦应之。

- 人也应该顺应这样的阴阳变化。古人认为，人体与天地的气运相通，白天阳气盛时，人应该活跃；夜晚阴气盛时，人应该休息，这样才能保持健康。

小 结

这段话阐述了天地阴阳气运的交替，表达了阴阳之间的平衡与转化，并指出人体应该顺应自然的阴阳变化，随着天气的变化调整作息，以保持和谐与健康。

原文

天地者，万物之上下也。

阴阳者，血气之男女也。

左右者，阴阳之道路也。

水火者，阴阳之征兆也。

金木者，生成之始终也。

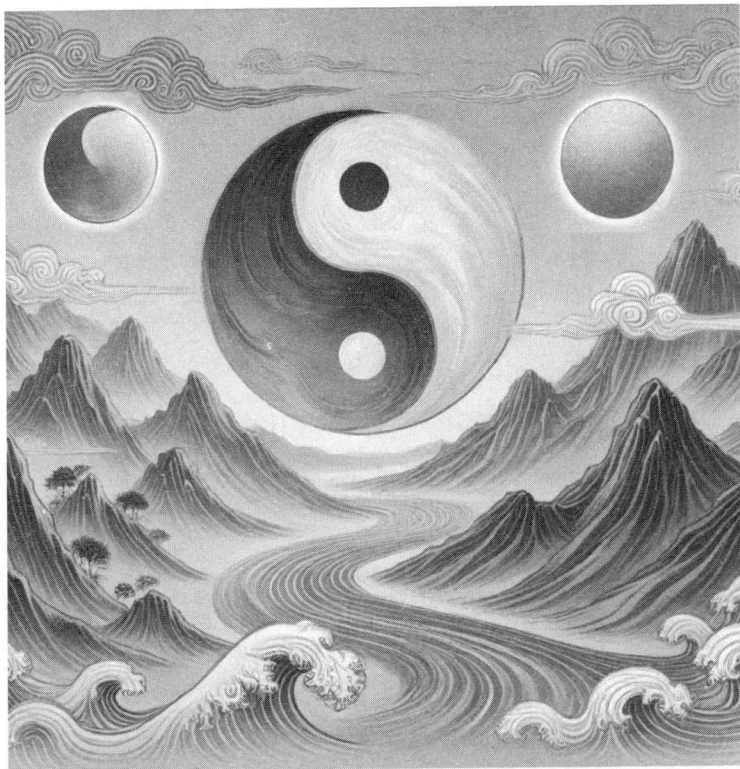

白话翻译

　　天地是万物的上下，阴阳是血气的男女。
　　左右是阴阳的路径，水和火是阴阳的征兆。
　　金和木代表了生成的开始与结束。

解说

　　这段话来自《黄帝内经》中《素问·阴阳应象大论》，阐述了天地、阴阳、左右、水火、金木等基本元素与阴阳之间的关系，反映了阴阳五行学说中的自然规律和事物对应。以下是具体说明：

1. 天地者，万物之上下也。

- 天地是万物的上下。天代表上，地代表下，这是一种宇宙的基本结构。天地之间的关系是所有事物存在的基础，天地对应着阴阳、上下的分界。

2. 阴阳者，血气之男女也。

- 阴阳对应着男女。这句话强调了阴阳的对立统一，血气指的是生命活动的基本力量，男女则是阴阳在生命中的具体体现，男性为阳，女性为阴。

3. 左右者，阴阳之道路也。

- 左右分别对应阴阳。左右是阴阳运行的通道和表现方式，左侧常与阳气相关，右侧常与阴气相关，这种对应反映了阴阳运行的方向性。

4. 水火者，阴阳之征兆也。

- 水和火是阴阳的征兆。水代表阴，火代表阳，这是阴阳在自然界中的具体表现。水性寒，火性热，两者相对应，代表着阴阳两种力量的运行与变化。

5. 金木者，生成之始终也。

- 金和木代表事物的开始与结束。木性生发，代表事物的开始和成长；金性收敛，代表事物的结束和衰败。这表明了万物生长和衰亡的循环，体现了阴阳转化的过程。

总结来说，这段话将天地、男女、左右、水火、金木等事物与阴阳相联系，表达了宇宙中阴阳运行与万物生成变化的规律。

原文

玄气凝空，水始生也。

赤气炫空，火始生也。

苍气浮空，木始生也。

素气横空，金始生也。

黄气际空，土始生也。

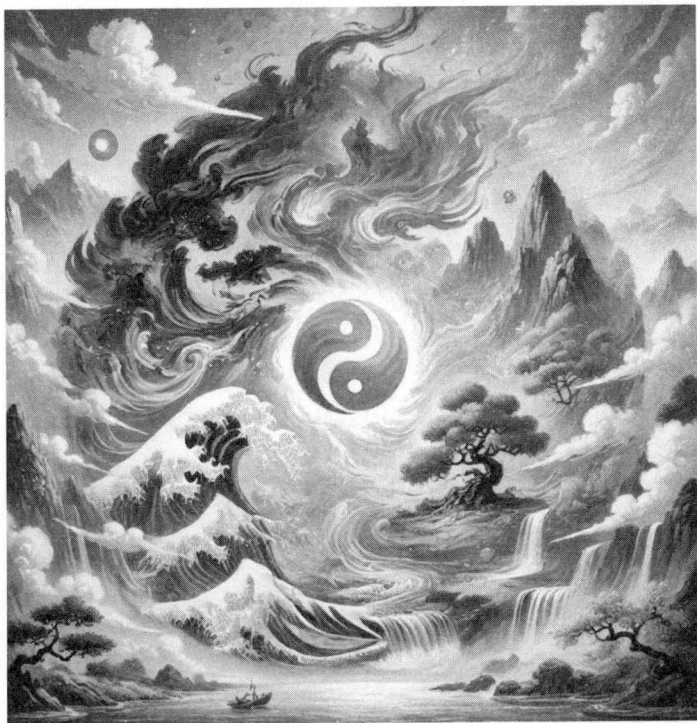

黑色的气息凝结在天空中，水由此而生。

红色的气息闪耀于空中，火由此而生。

青色的气息飘浮于天空中，木由此而生。

白色的气息横贯天空，金由此而生。

黄色的气息出现在天空中，土由此而生。

解说

这段话描述了古代阴阳五行学说中五行元素的生成，并且将每个元素与特定的"气"以及自然界的现象联系在一起。以下是具体说明：

1. 玄气凝空，水始生也。

- 玄气指的是深黑色或深沉的气，代表阴寒、湿润的属性。当这种玄气在天空中凝聚时，水就诞生了。水属于阴，在五行中代表寒冷、湿润的特质，与黑色或玄色相对应。

2. 赤气炫空，火始生也。

- 赤气是红色或火红色的气，象征着热烈、强烈的力量。当赤气在天空中闪耀时，火就产生了。火属阳，代表热、光明和上升的力量，与赤红色相对应。

3. 苍气浮空，木始生也。

- 苍气是青绿色的气，代表生机和生长力量。当苍气在空中浮动时，木便开始生长。木在五行中代表春天、生长和向上的力量，与青绿色相对应，象征着万物的生发。

4. 素气横空，金始生也。

- 素气是白色的气，象征着收敛和凝结。当素气横越天空时，金便产生了。金在五行中属于秋天，代表收割、凝固和结束的力量，与白色相对应。

5. 黄气际空，土始生也。

- 黄气是黄色的气，代表中正、稳定与包容。当黄气遍布天空时，土便生成了。土在五行中居中，代表着承载、稳定、转化万物的力量，与黄色相对应，象征着大地的力量。

小 结

这段话通过不同颜色的气（玄、赤、苍、素、黄）来描述五行（水、火、木、金、土）的生成过程，表达了天地间不同气运的转化与万物的生灭。每一种气与五行元素的特性相对应，并且通过自然现象的变化，揭示了阴阳五行学说中的自然法则和宇宙秩序。

原文

天地氤氲，万物化醇也。男女媾精，万物化生也。

三才者，天地人也。

人者，得天地之正气，灵于万物者也。

命者，天之赋也，

精者，身之本也。

形者，生之舍也。

气者，生之足也。

神者，生之制也。

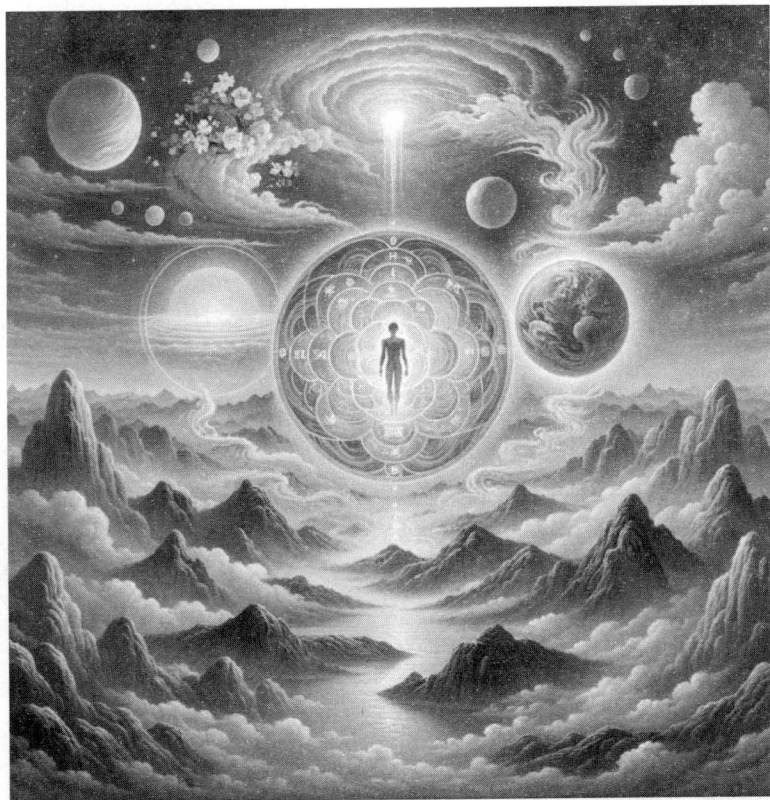

白话翻译

天地交融，万物因此变得纯粹。男女结合，万物因此诞生。

三才是指天地人。

人，是接受天地正气的生物，是万物之中最具灵性者。

命，是天赋予的。

精，是身体的根本。

形体是生命的住所。

气是生命的支柱。

神是生命的控制者。

解说

这段话阐述了天地自然与人类生命的相互关系，结合阴阳五行学说，描述了生命的生成与运行规律。以下是具体的说明：

1. 天地氤氲，万物化醇也。男女媾精，万物化生也。

- **天地氤氲**指的是天地之间阴阳交感、气运混合，从而促使万物生化。氤氲表示阴阳气息在天地间相互作用，产生万物的过程。**万物化醇**指的是万物因此而成为成熟和稳定的存在。

- **男女媾精**是指男女之间通过精气的结合，生命得以诞生。这是从微观层面讲述生物繁衍的过程。**万物化生**意指这种阴阳结合的过程推动了生命的诞生与延续。

2. 三才者，天地人也。

- 三才指的是"天、地、人"，这三个宇宙中最基本的存在。天主宰上，地主宰下，而人居于天地之间，形成了天地人三者的平衡与协调。这反映了古人对宇宙结构的理解和人与自然的密切关联。

3. 人者，得天地之正气，灵于万物者也。

- 人者是指人类。人能够接受来自天地的"正气"，因此在人与万物之间，人类具有灵性和智慧，能够超越其他生物。这句话强调了人在天地万物之中所具有的特殊地位。

4. **命者，天之赋也。**

- **命**是指生命和天命。这句话表达了生命是由天赋予的，每个人都受到天命的支配和影响，生命本质上是天赋予的存在。

5. **精者，身之本也。**

- **精**指的是人体中的精气，这是身体的根本，是生命活动的基础。精气充盈则人体健康，精气不足则身体虚弱，精是人体存在的根源。

6. **形者，生之舍也。**

- **形**指的是人的形体，人体是生命的载体，是精气和精神居住的地方。这句话强调了形体作为生命的具体体现，形体是生命活动的基础场所。

7. **气者，生之足也。**

- **气**指的是气息和能量，是维持生命的力量。气是支持和充盈生命的源泉，气的充足代表着生命的活力与健康。

8. **神者，生之制也。**

- **神**指的是精神和神志，它是控制和调节生命的核心力量。神统御身体各部分的运作，调控生命的活动。这句话强调神对生命的主宰作用，神是生命的主导力量。

小 结

　　这段话将天地人之间的关系、阴阳结合、生化万物的过程，以及人体的构成与运行规律一一阐明。从天赋的命运、人体的精气形神等方面，展现了生命的复杂性和人类在天地万物中的特殊位置。

灵兰秘典之十二脏之相使

心者，君主之官，神明出焉。

肺者，相傅之官，治节出焉。

胆者，中正之官，决断出焉。

膻中者，使臣之官，喜乐出焉。

肝者，将军之官，谋虑出焉。

脾胃者，仓廪之官，五味出焉。

大肠者，传导之官，变化出焉。

小肠者，受盛之官，化物出焉。

肾者，作强之官，伎巧出焉。

膀胱者，州都之官，津液藏焉（气化则能出矣）。

命门者，精神之所舍也（男子以藏精，女子以系胞）。

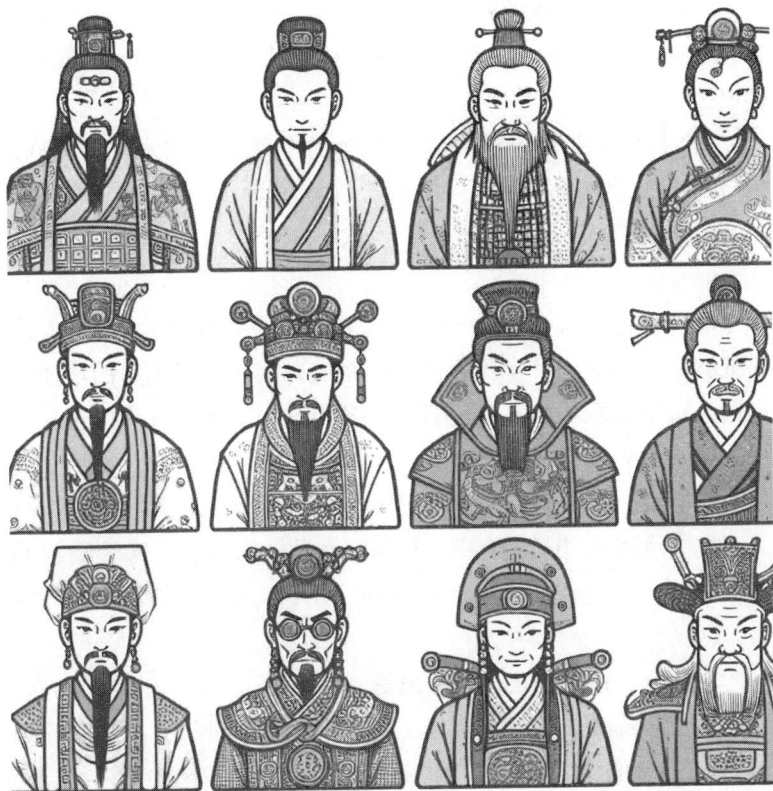

白话翻译

心脏是君主的官职，负责神明的显现。

肺脏是辅佐的官职，负责管理节律。

胆是公正的官职，负责决策。

膻中是使臣的官职，负责喜乐。

肝是将军的官职，负责谋略。

脾胃是仓储的官职，负责五味的产生。

大肠是传导的官职，负责变化。

小肠是接收和盛装的官职，负责消化食物。

肾脏是负责强壮的官职，擅长技巧。

膀胱是地方管理的官职，负责储存津液（气化后津液才能排出）。

命门是精神的居所（男性的命门藏精，女性的命门连接胞宫）。

解说

这段话源自《黄帝内经》中《素问·灵兰秘典论》，将人体的脏腑系统比喻为一个国家的官职系统，阐述了各脏腑的功能和作用。每个脏腑如同不同的官职，各司其职，维护身体的正常运行。以下是具体说明：

1. 心者，君主之官，神明出焉。

- 心脏像一国的君主，主宰整个身体的活动，掌管精神和神明的发出。心神是精神、思维、情感的中心，统领全身。

2. 肺者，相傅之官，治节出焉。

- 肺像辅佐君主的宰相，管理全身气息的调节，掌管呼吸和气的流通，负责气的升降出入，协助身体的节律。

3. 胆者，中正之官，决断出焉。

- 胆像中正之官，负责决策和判断，胆主决断，与人的勇气、果断有关，帮助人做出理性判断。

4. 膻中者，使臣之官，喜乐出焉。

- 膻中（心包络）像传达命令的使臣，与心神相连，主管人的情感，特别是喜乐的情感，调节情绪和心神安定。

5. 肝者，将军之官，谋虑出焉。

- 肝像军事指挥的将军，负责谋划和决策，肝掌管情绪和谋略，主张谋虑和规划，帮助人应对外界挑战。

6. 脾胃者，仓廪之官，五味出焉。

- 脾胃像仓库的管理官，负责储藏和消化食物，将五味化为营养，供给全身，是人体营养供应的根源。

7. 大肠者，传导之官，变化出焉。

- 大肠像负责传输的官员，负责消化过程中的传导和变化，将糟粕排出体外，维持身体的代谢平衡。

8. 小肠者，受盛之官，化物出焉。

- 小肠像接受和消化的官员，负责吸收食物中的精华，将有用的营养吸收并传送到全身，转化为精微物质。

9. 肾者，作强之官，伎巧出焉。

- 肾像负责力量的官员，掌管生命的根本，主藏精，负责体内的精气，是身体力量和技能的源泉。

10. 膀胱者，州都之官，津液藏焉（气化则能出矣）。

- 膀胱像地方行政的官员，负责管理体内的津液，将多余的水分储藏并适时排出体外。膀胱通过气化作用，将液体转化为尿液排出。

11. 命门者，精神之所舍也（男子以藏精，女子以系胞）。

- 命门是生命的根源之门，储藏精神和精气。对男子而言，它掌管精气的储藏；对女子而言，它负责胞胎的联系和保护，是生殖系统的重要部分。

小 结

这段话将脏腑系统形象化为官员，各司其职，以此阐明人体各个器官的功能。心脏像君主，肺像宰相，肝如将军，肾是力量的源泉等，这种比喻反映了古代医学对身体各部分协调运作的理解。各脏腑的协调运作，保持了人体的健康与平衡。

三阴三阳

原文

三阳者，太阳、阳明、少阳也。

三阴者，太阴、少阴、厥阴也。

阳明者，两阳合明也。（两阳合明曰明。）

厥阴者，两阴交尽也。（两阴交尽曰幽。）

白话翻译

三阳是指太阳、阳明、少阳。

三阴是指太阴、少阴、厥阴。

阳明是两种阳气结合而显得明亮。（两阳结合称为明亮。）

厥阴是两种阴气汇聚到极点。（两阴汇聚到极点称为幽深。）

解说

这段话来自《黄帝内经》中《素问·至真要大论》，阐述了"三阳"与"三阴"的概念，并进一步解释了阳明和厥阴的特性。这些概念主要与人体经络、气血运行和阴阳学说有关。以下是具体说明：

1. 三阳者，太阳、阳明、少阳也。

- "三阳"是人体阳经的分类，分为"太阳""阳明"和"少阳"三个层次。它们代表了不同的阳气强度与运行位置。

- ○ **太阳**是阳气最外层，阳气最强，代表外在的阳气，如防卫作用。
- ○ **阳明**是阳气较中层，阳气旺盛且光明充足，代表营养和生命活动的推动。
- ○ **少阳**是阳气较内层，介于阳与阴之间，代表调节和过渡的作用。

2. 三阴者，太阴、少阴、厥阴也。

- "三阴"是人体阴经的分类，分为"太阴""少阴"和"厥阴"三个层次，分别代表阴气的不同强度与运行位置。
  - ○ **太阴**是阴气的最外层，阴气充足，与脾、肺相关，代表润养和支持作用。
  - ○ **少阴**是阴气的较内层，与心、肾相关，代表深层的阴气和生命的根本。
  - ○ **厥阴**是阴气的最深层，与肝相关，接近阴气的极限，同时也蕴含着阳气重新生成的转机。

3. 阳明者，两阳合明也。（两阳合明曰明。）

- **阳明**是指两种阳气合在一起，达到非常光明和充足的状态，这就是"明"的概念。"两阳合明"表示阳气在体内进入了旺盛的阶段，代表人体内最强的能量和活力，对应于正午时分，人体的消化系统和新陈代谢也处于高峰。

4. 厥阴者，两阴交尽也。（两阴交尽曰幽。）

- **厥阴**表示两层阴气的交汇并接近消失的状态，这是阴气的极限，接近阳气重新生发的阶段。"两阴交尽"表示阴气已经达到终点，随之而来的是阳气的萌生，这种状态称为"幽"。幽代表阴气极盛但同时蕴含着阳气的重生，类似于子夜，是阴极而阳即将开始的时刻。

总　结

　　这段话描述了人体中三阳和三阴的经络系统，并通过"阳明"和"厥阴"的解释，表现了阴阳之间的动态平衡。阳明代表着阳气的极盛，而厥阴则代表阴气的终点与阳气的开始，这体现了阴阳之间循环不息、相互转化的规律。

十二经络

手太阴，肺经也。（本脏经络起中府穴，终少商穴，传手阳明大肠经。）

手阳明，大肠经也。（起商阳穴，终迎香穴，传足阳明胃经。）

手少阴，心经也。（起极泉穴，终少冲穴，传手太阳小肠经。）

手太阳，小肠经也。（起少泽穴，终听宫穴，注足太阳膀胱经。）

手厥阴，心胞络也。（起天池穴，终中冲穴，传手少阳三焦经。）

手少阳，三焦经也。（起关冲穴，终耳门穴，出足少阳胆经。）

足太阳，膀胱经也。（起睛明穴，终至阴穴，注足少阴肾经。）

足少阴，肾经也。（起涌泉穴，终俞府穴，传手厥阴心包络经。）

足少阳，胆经也。（起瞳子髎穴，终窍阴穴，传足厥阴肝经。）

足厥阴，肝经也。（起大敦穴，终期门穴，复传手太阴

25

肺经。）

足阳明，胃经也。（起头维穴，终厉兑穴，传足太阴脾经。）

足太阴，脾经也。（起隐白穴，终大包穴，传手少阴心经。）

白话翻译

手太阴属于肺经。（经脉从中府穴起，终于少商穴，接到手阳明大肠经。）

手阳明属于大肠经。（经脉从商阳穴起，终于迎香穴，接到足阳明胃经。）

手少阴属于心经。（经脉从极泉穴起，终于少冲穴，接到手太阳小肠经。）

手太阳属于小肠经。（经脉从少泽穴起，终于听宫穴，接到足太阳膀胱经。）

手厥阴属于心包经。（又名心包络经、心胞络经，经脉从天池穴起，终于中冲穴，接到手少阳三焦经。）

手少阳属于三焦经。（经脉从关冲穴起，终于耳门穴，接到足少阳胆经。）

足太阳属于膀胱经。（经脉从睛明穴起，终于至阴穴，接到足少阴肾经。）

足少阴属于肾经。（经脉从涌泉穴起，终于俞府穴，接到手厥阴心包络经。）

足少阳属于胆经。（经脉从瞳子髎穴起，终于窍阴穴，接到足厥阴肝经。）

足厥阴属于肝经。（经脉从大敦穴起，终于期门穴，接回手太阴肺经。）

足阳明属于胃经。（经脉从头维穴起，终于厉兑穴，接到足太阴脾经。）

足太阴属于脾经。（经脉从隐白穴起，终于大包穴，接到手少阴心经。）

解说

以下是我绘制的各经简图，可作为参考之用：

【手太阴肺经常用大穴一览】

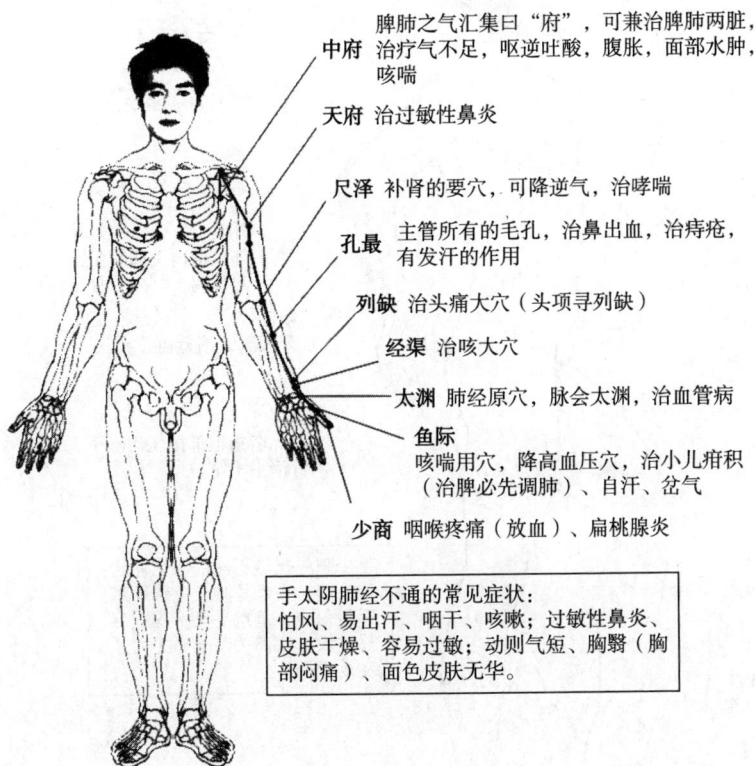

中府 脾肺之气汇集曰"府"，可兼治脾肺两脏，治疗气不足，呕逆吐酸，腹胀，面部水肿，咳喘

天府 治过敏性鼻炎

尺泽 补肾的要穴，可降逆气，治哮喘

孔最 主管所有的毛孔，治鼻出血，治痔疮，有发汗的作用

列缺 治头痛大穴（头项寻列缺）

经渠 治咳大穴

太渊 肺经原穴，脉会太渊，治血管病

鱼际 咳喘用穴，降高血压穴，治小儿疳积（治脾必先调肺）、自汗、岔气

少商 咽喉疼痛（放血）、扁桃腺炎

手太阴肺经不通的常见症状：
怕风、易出汗、咽干、咳嗽；过敏性鼻炎、皮肤干燥、容易过敏；动则气短、胸翳（胸部闷痛）、面色皮肤无华。

【手少阳三焦经常用大穴一览】

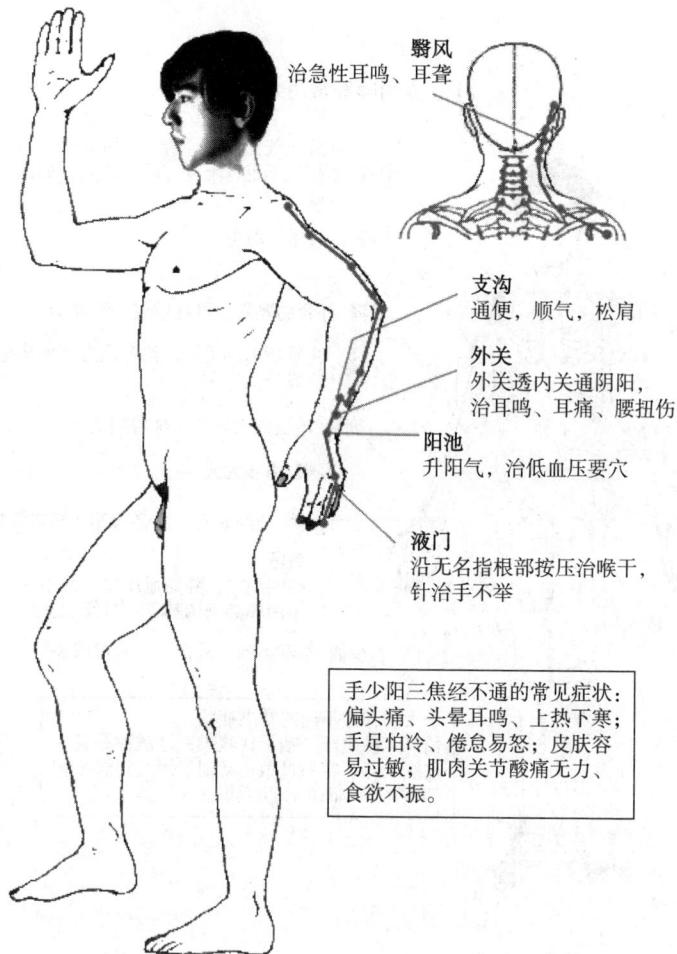

翳风
治急性耳鸣、耳聋

支沟
通便，顺气，松肩

外关
外关透内关通阴阳，
治耳鸣、耳痛、腰扭伤

阳池
升阳气，治低血压要穴

液门
沿无名指根部按压治喉干，
针治手不举

手少阳三焦经不通的常见症状：
偏头痛、头晕耳鸣、上热下寒；
手足怕冷、倦怠易怒；皮肤容
易过敏；肌肉关节酸痛无力、
食欲不振。

【手阳明大肠经常用大穴一览】

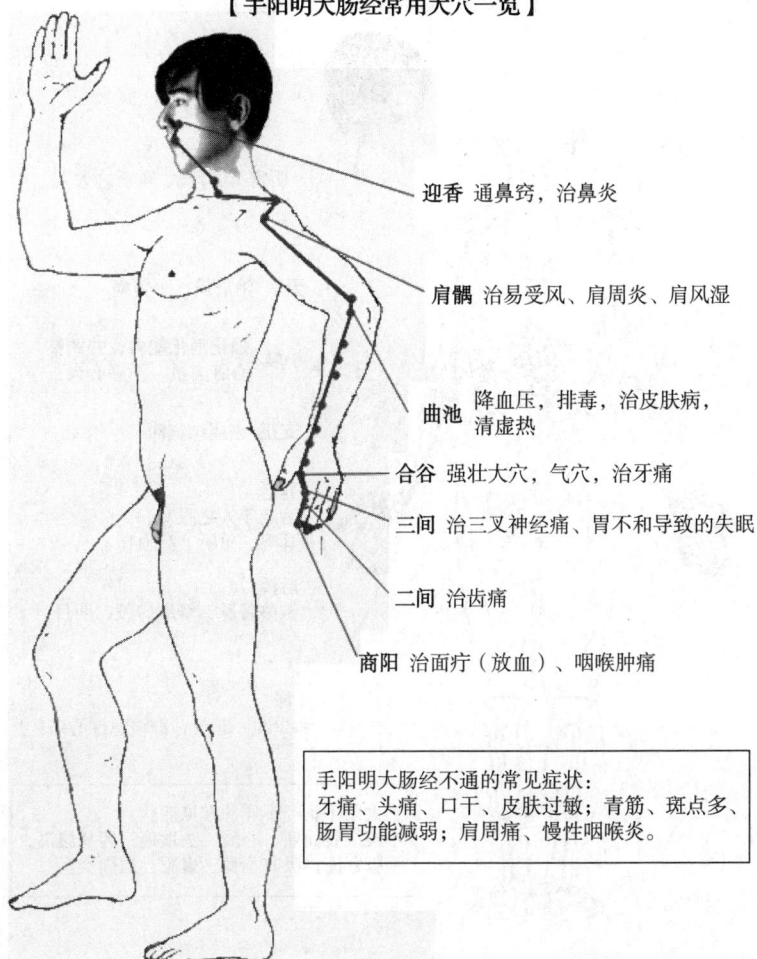

迎香 通鼻窍，治鼻炎

肩髃 治易受风、肩周炎、肩风湿

曲池 降血压，排毒，治皮肤病，清虚热

合谷 强壮大穴，气穴，治牙痛

三间 治三叉神经痛、胃不和导致的失眠

二间 治齿痛

商阳 治面疔（放血）、咽喉肿痛

手阳明大肠经不通的常见症状：
牙痛、头痛、口干、皮肤过敏；青筋、斑点多、肠胃功能减弱；肩周痛、慢性咽喉炎。

【手太阳小肠经常用大穴一览】

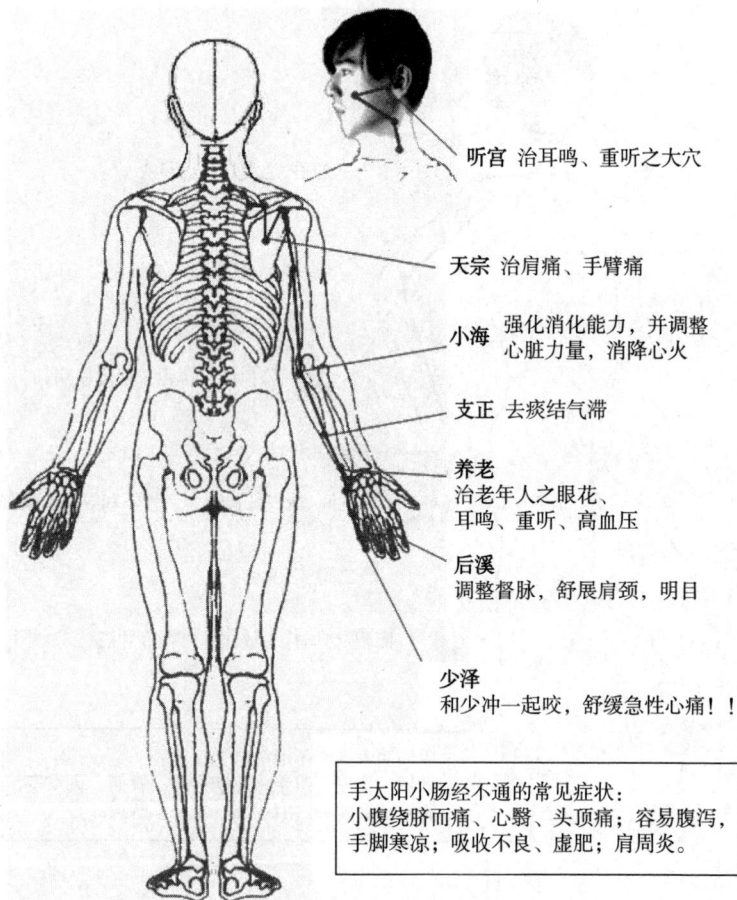

听宫 治耳鸣、重听之大穴

天宗 治肩痛、手臂痛

小海 强化消化能力，并调整心脏力量，消降心火

支正 去痰结气滞

养老 治老年人之眼花、耳鸣、重听、高血压

后溪 调整督脉，舒展肩颈，明目

少泽 和少冲一起咬，舒缓急性心痛！！

手太阳小肠经不通的常见症状：
小腹绕脐而痛、心翳、头顶痛；容易腹泻，手脚寒凉；吸收不良、虚肥；肩周炎。

【手厥阴心包经常用大穴一览】

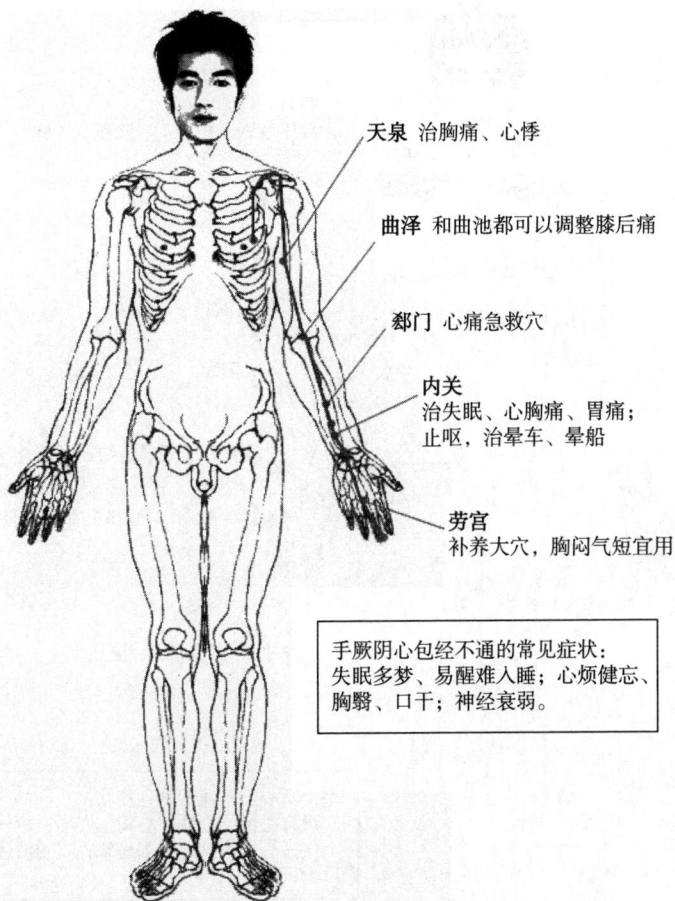

天泉 治胸痛、心悸

曲泽 和曲池都可以调整膝后痛

郄门 心痛急救穴

内关
治失眠、心胸痛、胃痛；
止呕，治晕车、晕船

劳宫
补养大穴，胸闷气短宜用

手厥阴心包经不通的常见症状：
失眠多梦、易醒难入睡；心烦健忘、
胸翳、口干；神经衰弱。

【手少阴心经常用大穴一览】

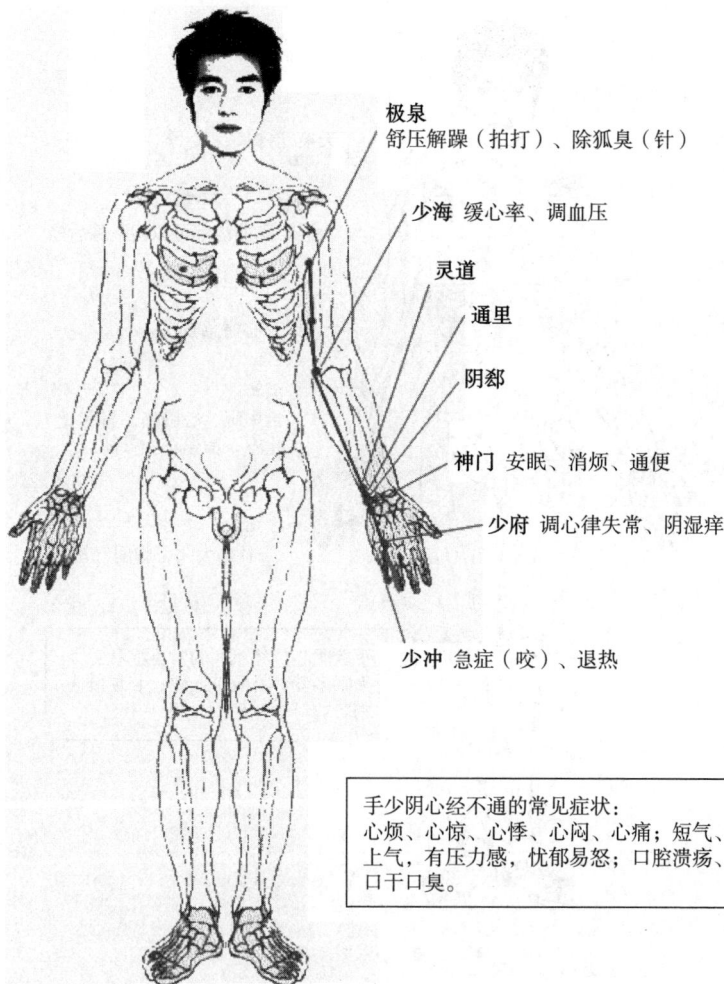

极泉
舒压解躁（拍打）、除狐臭（针）

少海 缓心率、调血压

灵道

通里

阴郄

神门 安眠、消烦、通便

少府 调心律失常、阴湿痒

少冲 急症（咬）、退热

手少阴心经不通的常见症状：
心烦、心惊、心悸、心闷、心痛；短气、
上气，有压力感，忧郁易怒；口腔溃疡、
口干口臭。

【足厥阴肝经常用大穴一览】

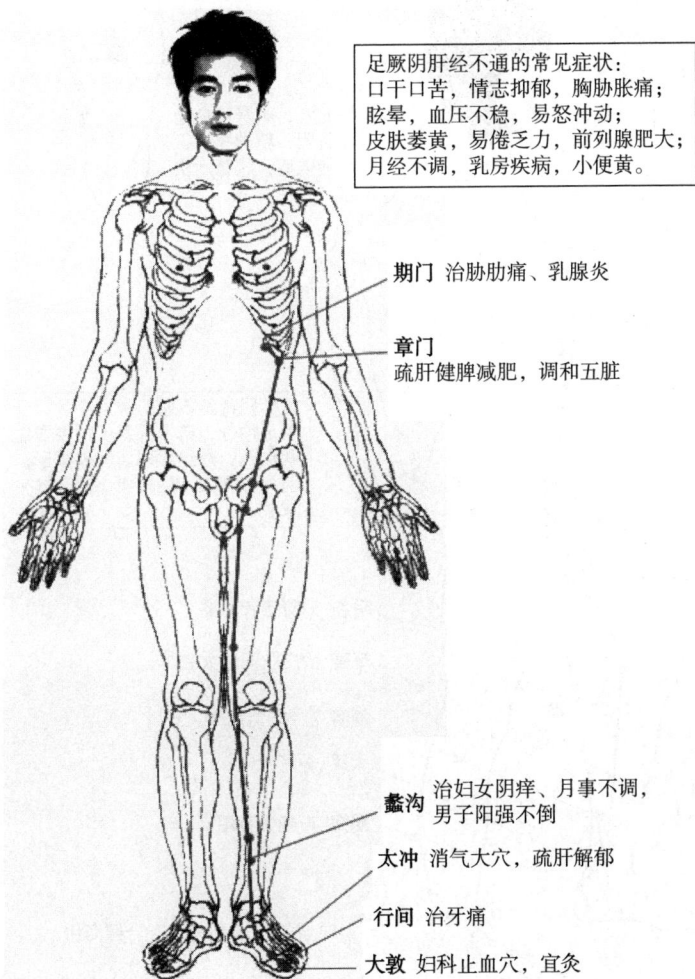

足厥阴肝经不通的常见症状：
口干口苦，情志抑郁，胸胁胀痛；
眩晕，血压不稳，易怒冲动，
皮肤萎黄，易倦乏力，前列腺肥大；
月经不调，乳房疾病，小便黄。

期门 治胁肋痛、乳腺炎

章门
疏肝健脾减肥，调和五脏

蠡沟 治妇女阴痒、月事不调，
男子阳强不倒

太冲 消气大穴，疏肝解郁

行间 治牙痛

大敦 妇科止血穴，宜灸

【足少阴肾经常用大穴一览】

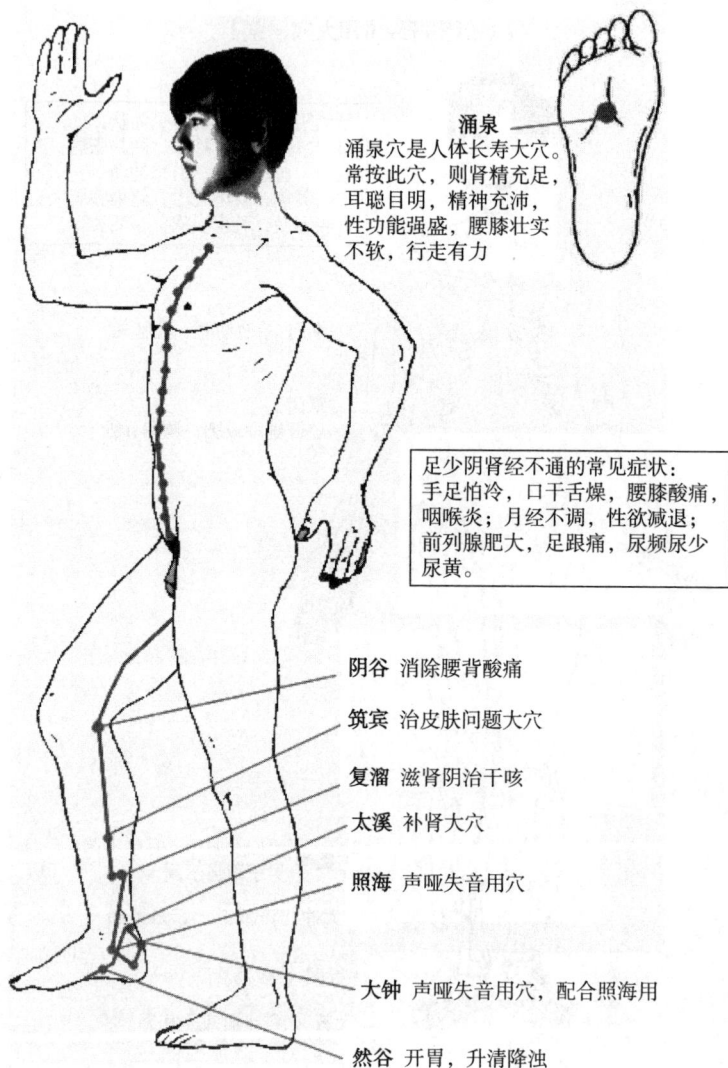

涌泉
涌泉穴是人体长寿大穴。
常按此穴，则肾精充足，
耳聪目明，精神充沛，
性功能强盛，腰膝壮实
不软，行走有力

足少阴肾经不通的常见症状：
手足怕冷，口干舌燥，腰膝酸痛，
咽喉炎；月经不调，性欲减退；
前列腺肥大，足跟痛，尿频尿少
尿黄。

阴谷 消除腰背酸痛

筑宾 治皮肤问题大穴

复溜 滋肾阴治干咳

太溪 补肾大穴

照海 声哑失音用穴

大钟 声哑失音用穴，配合照海用

然谷 开胃，升清降浊

【足阳明胃经常用大穴一览】

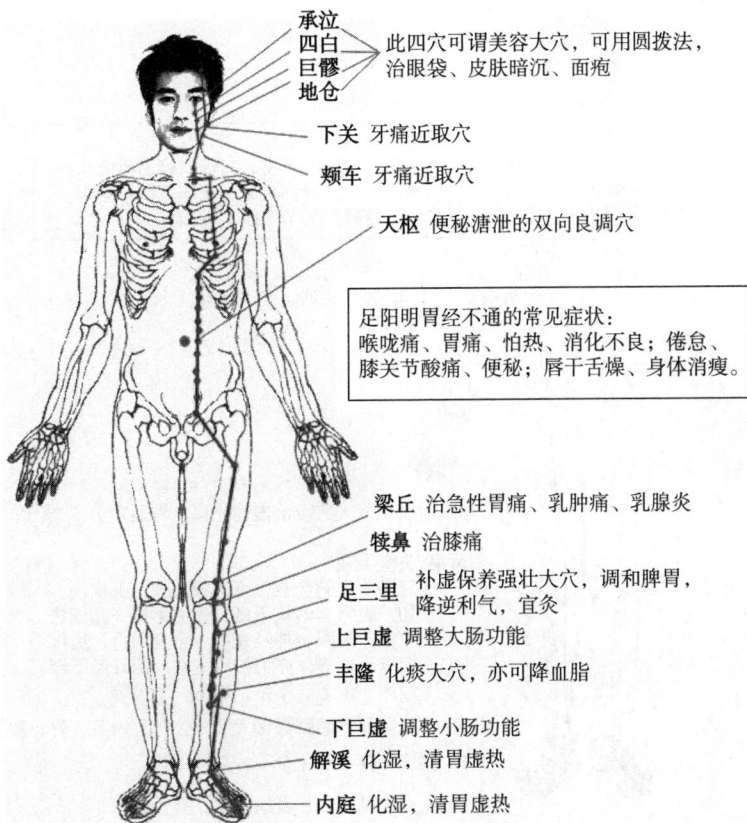

承泣
四白
巨髎 — 此四穴可谓美容大穴，可用圆拨法，
地仓　　治眼袋、皮肤暗沉、面疱

下关　牙痛近取穴

颊车　牙痛近取穴

天枢　便秘溏泄的双向良调穴

足阳明胃经不通的常见症状：
喉咙痛、胃痛、怕热、消化不良；倦怠、
膝关节酸痛、便秘；唇干舌燥、身体消瘦。

梁丘　治急性胃痛、乳肿痛、乳腺炎

犊鼻　治膝痛

足三里　补虚保养强壮大穴，调和脾胃，
　　　　降逆利气，宜灸

上巨虚　调整大肠功能

丰隆　化痰大穴，亦可降血脂

下巨虚　调整小肠功能

解溪　化湿，清胃虚热

内庭　化湿，清胃虚热

【足太阴脾经常用大穴一览】

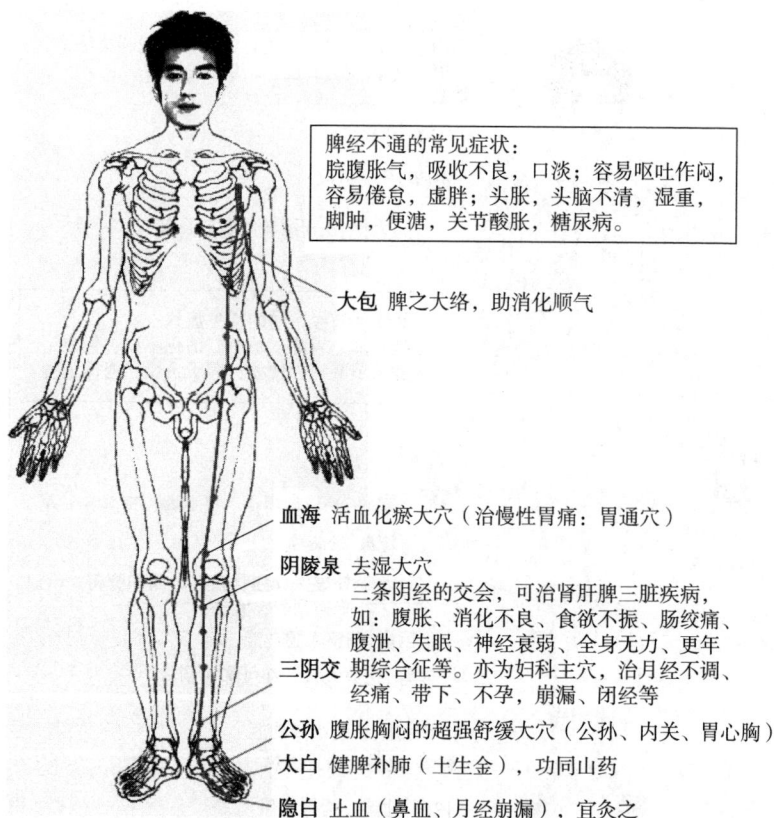

脾经不通的常见症状：
脘腹胀气，吸收不良，口淡；容易呕吐作闷，
容易倦怠，虚胖；头胀，头脑不清，湿重，
脚肿，便溏，关节酸胀，糖尿病。

大包 脾之大络，助消化顺气

血海 活血化瘀大穴（治慢性胃痛：胃通穴）

阴陵泉 去湿大穴
三条阴经的交会，可治肾肝脾三脏疾病，
如：腹胀、消化不良、食欲不振、肠绞痛、
腹泄、失眠、神经衰弱、全身无力、更年
三阴交 期综合征等。亦为妇科主穴，治月经不调、
经痛、带下、不孕、崩漏、闭经等

公孙 腹胀胸闷的超强舒缓大穴（公孙、内关、胃心胸）
太白 健脾补肺（土生金），功同山药
隐白 止血（鼻血、月经崩漏），宜灸之

【足太阳膀胱经常用大穴一览】

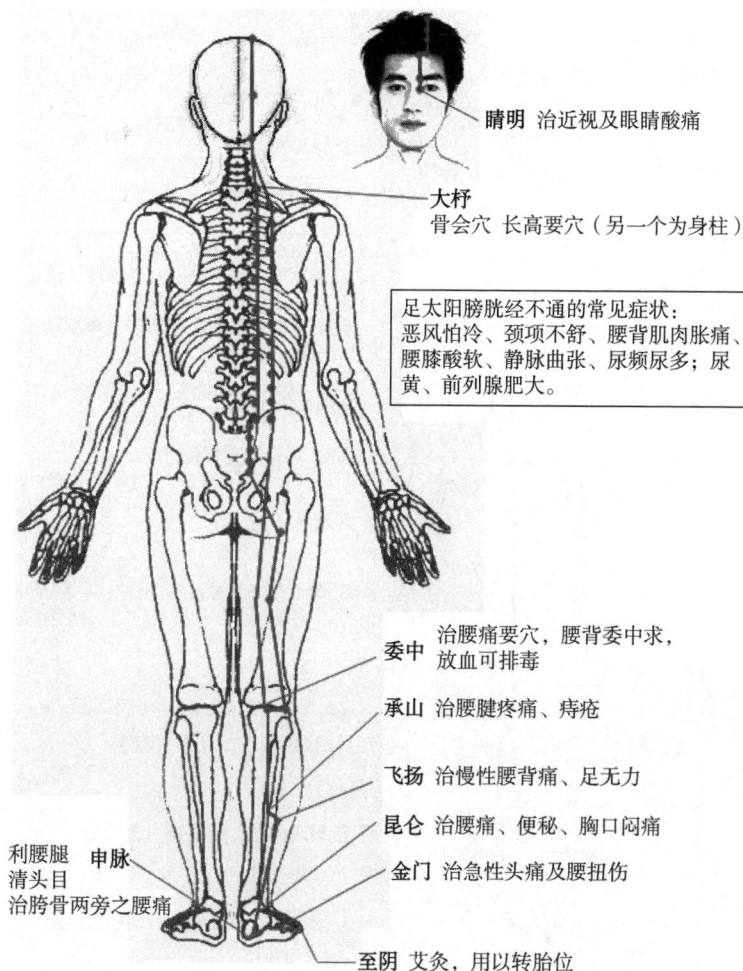

睛明 治近视及眼睛酸痛

大杼
骨会穴 长高要穴（另一个为身柱）

足太阳膀胱经不通的常见症状：
恶风怕冷、颈项不舒、腰背肌肉胀痛、
腰膝酸软、静脉曲张、尿频尿多；尿
黄、前列腺肥大。

委中 治腰痛要穴，腰背委中求，
放血可排毒

承山 治腰腱疼痛、痔疮

飞扬 治慢性腰背痛、足无力

昆仑 治腰痛、便秘、胸口闷痛

利腰腿
清头目
治胯骨两旁之腰痛

申脉

金门 治急性头痛及腰扭伤

至阴 艾灸，用以转胎位

【足少阳胆经常用大穴一览】

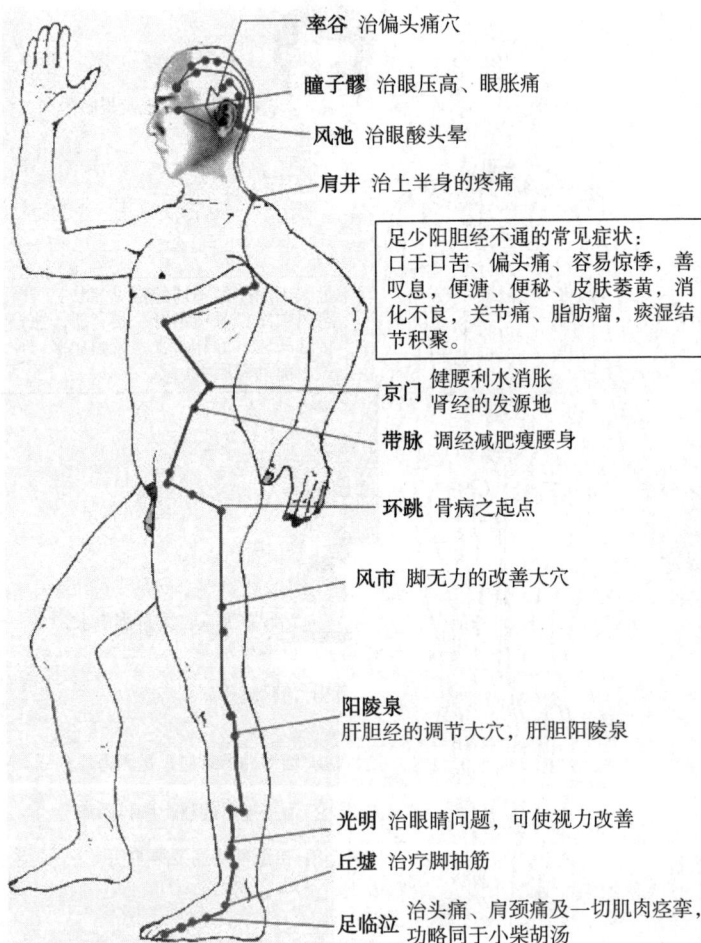

率谷 治偏头痛穴

瞳子髎 治眼压高、眼胀痛

风池 治眼酸头晕

肩井 治上半身的疼痛

足少阳胆经不通的常见症状：
口干口苦、偏头痛、容易惊悸，善叹息，便溏、便秘、皮肤萎黄，消化不良，关节痛、脂肪瘤，痰湿结节积聚。

京门 健腰利水消胀
肾经的发源地

带脉 调经减肥瘦腰身

环跳 骨病之起点

风市 脚无力的改善大穴

阳陵泉
肝胆经的调节大穴，肝胆阳陵泉

光明 治眼睛问题，可使视力改善

丘墟 治疗脚抽筋

足临泣 治头痛、肩颈痛及一切肌肉痉挛，功略同于小柴胡汤

五 官

头者，诸阳之会也。

鼻者，属肺，鼻和则知香臭也。

目者，属肝，目和则知黑白也。

口者，属脾，口和则知谷味也。

舌者，属心，舌和则知五味也。

耳者，属肾，耳和则知五音也。

白话翻译

头是所有阳气汇集的地方。

鼻属于肺，鼻正常时能辨别气味的香臭。

眼睛属于肝，眼睛正常时能辨别黑与白。

口属于脾，口正常时能辨别谷物的味道。

舌头属于心，舌头正常时能辨别各种味道。

耳朵属于肾，耳朵正常时能听清各种音调。

解说

这段话阐述了人体五官与脏腑之间的关系，表明五官的功能与人体脏腑气血运行的联系。根据中医理论，每个脏器对应不同的感觉器官，脏腑的健康直接影响感官的正常运作。以下是具体说明：

1. 头者，诸阳之会也。

- **头部**是人体所有阳气交会的地方。根据中医理论，头部位于人体的最高点，是阳气最集中的地方，因此称为"诸阳之会"。阳气通达头部，才能保持清醒、思维灵敏。

2. 鼻者，属肺，鼻和则知香臭也。

- **鼻**属于肺，肺掌管呼吸系统，通过鼻腔进行气息的出入。当肺功能正常时，鼻能够闻到各种气味，分辨香味和臭味。肺气充足，鼻的嗅觉就灵敏。

3. 目者，属肝，目和则知黑白也。

- **眼睛**属于肝，肝主藏血，肝血滋养眼睛，使视觉功能正常。当肝气平和时，眼睛能够清楚地分辨黑白，也就是视力正常；肝血不足会导致视力模糊或眼睛干涩。

4. 口者，属脾，口和则知谷味也。

- **口**属于脾，脾主运化，掌管食物的消化吸收。当脾气健运时，口中的味觉正常，可以品尝食物的味道，特别是谷物的味道。脾胃功能失调，则口中会感觉异常，影响味觉。

5. 舌者，属心，舌和则知五味也。

- **舌**属于心，心主血脉，心血充足能够滋养舌头，使其感知不同的味道。当心神安定，血脉通畅，舌头的感知功能正常，就能够辨别各种味道。（五种基本味道是酸、苦、甘、辛、咸，五味即代指各种味道）。

6. 耳者，属肾，耳和则知五音也。

- **耳朵**属于肾，肾主藏精，肾气充足时，耳朵能够敏锐地听到声音，辨别五音及音调的高低。肾精充盈，则耳聪目明；肾气不足，则会出现听力减退或耳鸣。

小 结

　　这段话揭示了五官的功能与脏腑之间的紧密联系。鼻、目、口、舌、耳分别对应肺、肝、脾、心、肾，这些脏腑的健康状况直接影响感官的正常运作。这种对应关系反映了中医学"内外相应"的理论，强调脏腑与感官的互动是维持身体平衡和健康的关键。

原文

　　肺开窍于鼻也，心开窍于舌也，脾开窍于口也，肝开窍于目也，肾开窍于耳也。

　　齿者，肾之标，骨之余也。

　　发者，属心，禀火气也。

　　须者，属肾，禀水气也。

　　眉者，属肝，禀木气也。

　　毛者，属肺，禀金气也。

　　咽者，咽物，通水谷，接三脘，以通胃也。

　　呵欠者，胃也。

　　喉者，候气，有九节通五脏，以系肺也。

　　善嚏者，肺气也。

　　声音者，根出于肾也。

　　善噫者，脾气也。

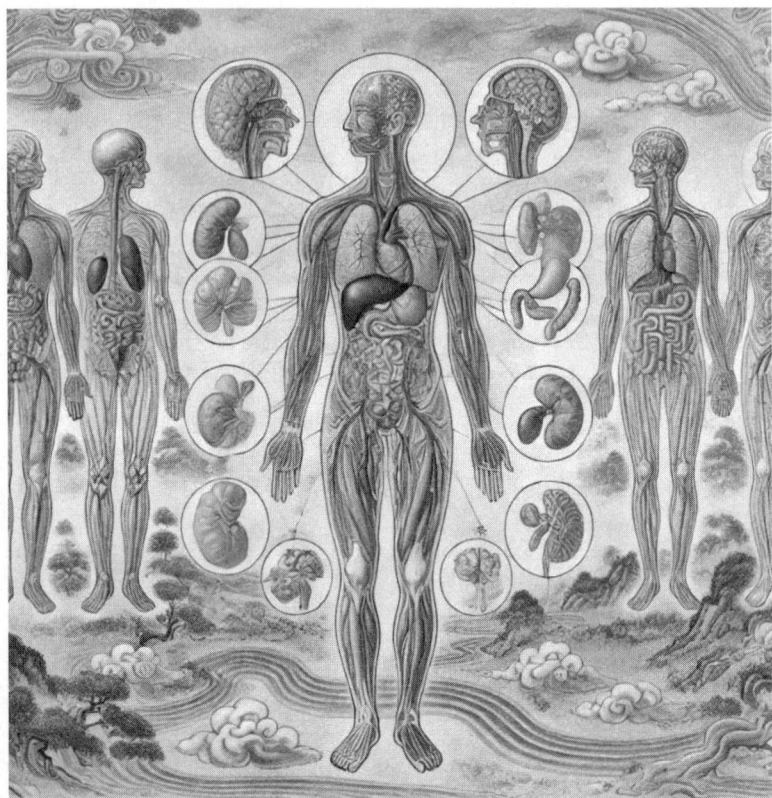

白话翻译

肺通过鼻与外界相通，心通过舌头与外界相通，脾通过口腔与外界相通，肝通过眼睛与外界相通，肾通过耳朵与外界相通。

牙齿是肾气的标志，是骨骼的延伸。

头发属于心，受火气滋养。

胡须属于肾，受水气滋养。

眉毛属于肝，受木气滋养。

体毛属于肺，受金气滋养。

咽喉负责吞咽食物，通过三脘来连接胃。

打呵欠是因为胃的作用。

喉咙负责呼吸，通过九节连接五脏，与肺相系。

打喷嚏是肺气的表现。

声音的根源来自肾。

打嗝是脾气的表现。

解说

　　这段话详细描述了人体五脏与特定器官、功能之间的联系，基于中医的"脏腑开窍"理论。中医认为每个脏腑都有其特定的感觉器官或外在表现，这些器官反映了脏腑的健康状况。以下是具体说明：

　　1.肺开窍于鼻也，心开窍于舌也，脾开窍于口也，肝开窍于目也，肾开窍于耳也。

- **肺与鼻**：肺主呼吸，与鼻的通气功能密切相关。当肺气充足时，鼻能够正常呼吸，嗅觉灵敏；肺气不足时，会引发鼻塞、嗅觉减退等问题。

- **心与舌**：心脏与舌头有直接联系。心主血脉，心血充盈能使舌头红润有力，舌头能灵敏地辨别味道；心血不足时，会表现为舌头的颜色淡或运动不灵活。

- **脾与口**：脾主运化，掌管食物的消化，与口腔的味觉密切相关。脾气充足时，口能正常品味食物；脾虚则会导致口中异常，如味觉减退或口中有异味。

- **肝与眼**：肝主藏血，并与眼睛的视觉功能有关。肝血充盈时，视力清晰；肝血不足或肝气不畅，则会影响视力，出现眼干、视物模糊等问题。

- **肾与耳**：肾主藏精，与耳朵的听力相关。肾气充足时，听力正常；肾虚时，则容易出现耳鸣、听力下降等症状。

2. 齿者，肾之标，骨之余也。

- 牙齿是肾气的外在表现，牙齿属于骨骼的延续，肾主骨。肾气充足时，牙齿坚固；肾气虚弱时，牙齿容易松动或脱落，反映了骨骼的健康状况。

3. 发者，属心，禀火气也。

- 头发与心脏相关，心主血脉，心火旺盛时，血液循环良好，头发生长茂盛。若心火不足，头发可能会变得干枯无光泽。

4. 须者，属肾，禀水气也。

- 胡须与肾的功能相关，肾主水，肾气充足时，胡须生长旺盛。肾气不足时，胡须稀疏或生长不良。

5. 眉者，属肝，禀木气也。

- 眉毛与肝相关，肝属木，肝气充盈时，眉毛生长良好。肝气不足时，眉毛可能会变得稀疏或无光泽。

6. 毛者，属肺，禀金气也。

- 体毛与肺有关，肺主皮毛，属金。肺气充足时，体毛生长旺盛，皮肤有光泽。肺气不足时，体毛稀疏或脱落。

7. 咽者，咽物，通水谷，接三脘，以通胃也。

- 咽喉是进食的通道，负责传导食物和水，通向胃部。咽喉的健康状况直接影响进食的顺畅与胃气的运行。

8. 呵欠者，胃也。

- 打哈欠与胃气相关，当胃气不顺或消化不良时，可能会频繁打哈欠，这是胃气不和的一种表现。

9. 喉者，候气，有九节通五脏，以系肺也。

- 喉咙是气的通道，由九个部分构成，连接五脏，尤其与肺的气息密切相关。喉咙是气进出身体的重要通道。

10. 善嚏者，肺气也。

● 打喷嚏与肺气有关，当肺气不调或受到外部风邪影响时，容易出现打喷嚏的情况，这是肺部反应的一部分。

11. 声音者，根出于肾也。

● 声音的力量源自肾，肾气充足时，声音洪亮有力；肾气不足时，声音可能变得虚弱或嘶哑。

12. 善噫者，脾气也。

● 嗳气（打嗝）与脾气相关，当脾气运化不顺，消化不良时，容易出现打嗝的现象，这是脾气不和的一种表现。

有形之间、血之为用

原文

发者，血之余也。

爪者，筋之余也。

神者，气之余也。

目得血而能视也。

耳得血而能听也。

手得血而能摄也。

掌得血而能握也。

足得血而能步也。

脏得血而能液也。

腑得血而能气也。

白话翻译

头发是血液的延伸。

指甲是筋的延伸。

神是气的延伸。

眼睛得到血液才能看见。

耳朵得到血液才能听见。

手得到血液才能抓取。

手掌得到血液才能握住。

脚得到血液才能行走。

阴脏得到血液才能分泌液体。

阳腑得到血液才能运转气息。

解说

这段话描述了中医理论中"血"在人体中的作用，阐明了血液对各个身体部位和功能的重要性。中医认为，血是滋养身体的重要物质，许多器官和感觉的正常运作都依赖血液的供应。具体解释如下：

1. 发者，血之余也。

- 头发是血液的余力所化。当血液充足时，头发会浓密、光亮；如果血虚，头发会变得干枯、稀疏或容易掉落。这句话表明了头发的生长和健康依赖于血液的滋养。

2. 爪者，筋之余也。

- 指甲是筋力的延伸或剩余。筋属肝，肝主筋，而肝又与血液的运行相关，所以指甲的健康状况反映了筋和肝的功能，也与血液有间接关系。

3. 神者，气之余也。

- 精神活动是气的延伸。中医认为气是推动生命活动的动力，而神是气的外在表现，气足则精神旺盛，气虚则精神疲惫。

4. 目得血而能视也。

- 眼睛依赖血液的供应才能正常视物。血液滋养眼睛，使其能够保持视力清晰。肝血不足会导致视力模糊、干涩等眼部问题。

5. 耳得血而能听也。

- 耳朵通过血液的滋养才能保持正常听觉。肾与血有密切关系，肾气充足，耳朵才能灵敏；血液不足，则可能出现听力下降或耳鸣。

6. 手得血而能摄也。

- 手依靠血液的滋养才能有力量抓取物品。血液为肌肉提供能量，促进手部的灵活运动。

7. 掌得血而能握也。

- 手掌的抓握能力也依赖血液的供应。血液充盈时，手掌有力，可以灵活地进行抓握动作。

8. 足得血而能步也。

- 脚的行走能力同样依赖血液。当血液充分供应到足部，则脚步轻盈有力；血液不足时，则行走困难或容易疲倦。

9. 脏得血而能液也。

- 脏腑的运作依赖于血液的滋养。脏腑的正常运行会产生体液，血液充足能保持脏腑的正常分泌和功能。

10. 腑得血而能气也。

- 腑的功能也需要血液的支持。腑是指肠胃等消化器官，血液滋养这些器官，帮助其产生气，以推动消化和代谢功能。

魂、魄、营、卫之说明

魂者，神明之辅弼也。
魄者，积气之匡佐也。
营者，水谷之精气也。
卫者，水谷之悍气也。

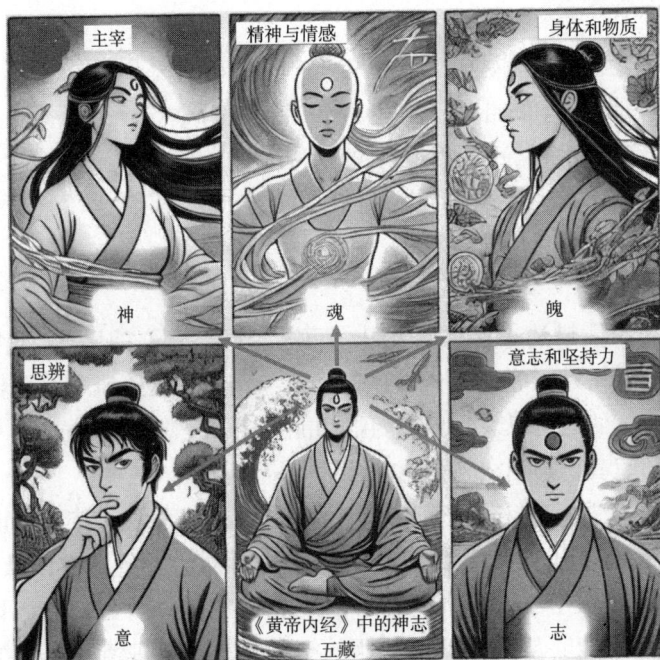

主宰　　神

精神与情感　　魂

身体和物质　　魄

思辨　　意

《黄帝内经》中的神志
五藏

意志和坚持力　　志

49

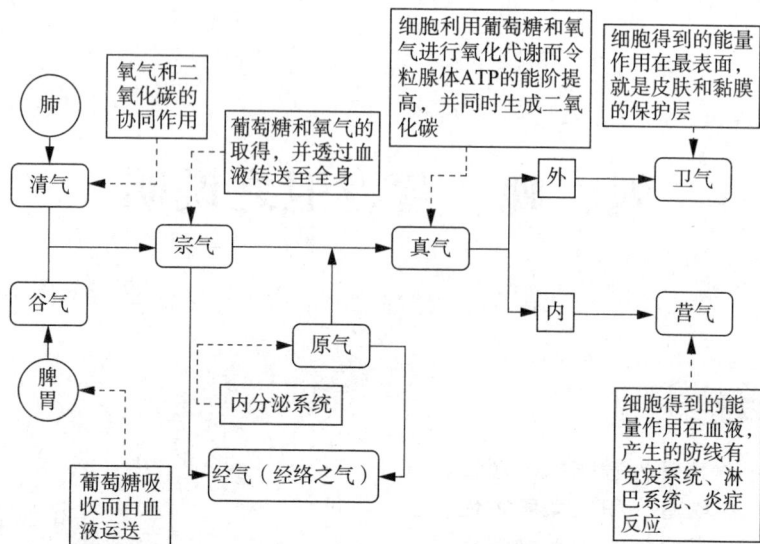

图中文字：

氧气和二氧化碳的协同作用

细胞利用葡萄糖和氧气进行氧化代谢而令粒腺体ATP的能阶提高，并同时生成二氧化碳

细胞得到的能量作用在最表面，就是皮肤和黏膜的保护层

肺 → 清气

葡萄糖和氧气的取得，并透过血液传送至全身

清气 → 宗气 → 真气 → 外 → 卫气

谷气

脾胃

宗气 → 原气

内分泌系统

经气（经络之气）

葡萄糖吸收而由血液运送

原气

真气 → 内 → 营气

细胞得到的能量作用在血液，产生的防线有免疫系统、淋巴系统、炎症反应

白话翻译

魂是神明的辅佐。

魄是积聚气的帮手。

营气是水和谷物化生之后的精华之气。

卫气是水和谷物化生之后的刚强之气。

解说

这段话描述了中医理论中"魂""魄""营""卫"这四个重要概念，阐述了它们在人体内的功能与作用。这些概念涉及精神活动、气的运行以及营养和防卫功能。以下是具体说明：

1. 魂者，神明之辅弼也。

● **魂**是辅佐和帮助**神明**的。神明指的是人的精神、意识和智慧活动，而魂则是支持这些活动的力量。中医认为，魂属于肝，与人的精神活动和情感有关，魂的稳定和健康能够帮助人保持清明的精神状态，促进情感和思维的平衡。当肝气不足或紊乱时，魂也会受到影响，可能表现为情绪波动或精神失调。

2. 魄者，积气之匡佐也。

● **魄**是积聚的气，起着辅助和支持的作用。魄与形体和生命的本能活动相关，属于肺。魄的作用是协助身体的运行，特别是与气息、呼吸有关的功能。它帮助维持人的生命力和本能反应。魄的平衡和健康有助于呼吸顺畅，形体稳定。

3. 营者，水谷之精气也。

● **营**是由水谷（饮食）所化生的**精气**。营属于血液系统，营养和滋养全身，是人体生命活动的物质基础。中医认为，营气通过血液流遍全身，为脏腑和四肢提供营养。营气是由饮食消化转化而来的精华物质，因此，饮食的质量和脾胃的运化功能对营气的生成至关重要。

4. 卫者，水谷之悍气也。

● **卫**是由水谷（饮食）所化生的**悍气**，即保护身体的防卫力量。卫气属于阳气，循行于体表，起到抵御外邪的作用，类似于人体的免疫系统。卫气能够守护身体，防止外来风寒、湿邪等侵袭，并保持身体温暖。卫气强壮时，人体具有良好的抵抗力和活力；卫气虚弱时，容易受到外邪侵袭，身体也会感到疲倦和寒冷。

小 结

这段话从"魂""魄""营""卫"四个方面描述了人体内精神活动与气血运行的互动：

● 魂辅助精神活动，与情感、思维相关。
● 魄辅佐气息运行，与身体本能反应有关。

- 营是由饮食转化而来的精气，负责滋养身体。
- 卫是由饮食转化的悍气，负责保护身体免受外邪
  侵袭。

这四者共同协调，维持人体的精神、气血运行和免疫
防护。

经络之别

直行者，谓之经也。

旁行者，谓之络也。

白话翻译

直行的脉称为经脉，横向行走的脉称为络脉。

解说

经脉之图解，请看前面十二经络。而络脉之说明如下：

- 【总论】络脉是从主要经脉分出来的呈网状的大小分支。
- 【广义】包括三类：1. 十五络　2. 络脉　3. 孙络
（就大小而言：十五络 > 络脉 > 孙络。）
- 【狭义】指十五络，也是全身最大的络脉，共十五条。
（十四经各有一条络脉，再加上一条"脾之大络"。）
- 【功能】配合经脉，网络全身组织，运行营卫气血。
- 【孙络】此络脉更小，有极多分支的通道。
- 【胃之大络】又名"虚里"，是由胃腑直接分出的一条大
　络脉。其循行路径是由胃上行，贯通横膈，连络肺脏后，
　向外分出，布于左侧乳部的下方，即心尖搏动的部位
　（相当于乳根穴）（《素问·平人气象论》）。

- 【脾之大络】是由脾脏直接分出的一条大络脉。其循行路径是由脾发出，在侧胸壁的大包穴处穿出，散布在胸胁部。脾之大络是全身十五条大络脉中的一条（《灵枢·经脉》）。

三部九候五脏六腑

原文

脉者，天真委和之气也。

三部者，尺关寸也。

九候者，浮中沉也。

五脏者，心肝脾肺肾也。

六腑者，胆胃大肠小肠膀胱三焦也。

左手寸口，心与小肠之脉所出，君火也。

左手关部，肝与胆之脉所出，风木也。

左手尺部，肾与膀胱之脉所出，寒水也。

右手关部，脾与胃之脉所出，湿土也。

右手寸口，肺与大肠之脉所出，燥金也。

右手尺部，命门与三焦之脉所出，相火也。

白话翻译

脉象是天赋之气的表现。

三部是指尺、关、寸这三个部位。

九候是指浮、中、沉这三种脉象。

五脏是心、肝、脾、肺、肾，六腑是胆、胃、大肠、小肠、膀胱和三焦。

左手寸口代表心与小肠，属于君火。

左手关部代表肝与胆，属于风木。

左手尺部代表肾与膀胱，属于寒水。

右手关部代表脾与胃，属于湿土。

右手寸口代表肺与大肠，属于燥金。

右手尺部代表命门与三焦，属于相火。

解说

这段话描述的是中医诊脉的理论和具体操作，它涉及脉象、人体脏腑的对应关系，以及不同部位的脉象如何反映内脏的健康状况。以下是这段话的解释：

1. 脉者，天真委和之气也：脉象是人体内气血运行的反映，它代表着人体的"天真之气"，即先天赋予的生命力与自然的气息，能够显示人体的内部健康状态。

2. 三部者，尺关寸也：诊脉时分为三个部位，称为"三部"，即寸、关、尺。每只手的腕部都有这三个部位，用来分别诊断人体不同脏腑的健康。

3. 九候者，浮中沉也：诊脉时可以感受到脉象的不同深浅层次，主要有"浮""中""沉"三个层次，这被称为"九候"。浮脉表面，沉脉深层，中脉介于两者之间，这三个层次的变化代表不同的病理情况。

4. 五脏者，心肝脾肺肾也：五脏指的是心、肝、脾、肺、肾，这是中医学中最重要的脏腑系统，它们与人体的生理功能和精神活动密切相关。

5. 六腑者，胆胃大肠小肠膀胱三焦也：六腑指的是胆、胃、大肠、小肠、膀胱、三焦，这些腑的功能主要与消化、排泄和气的运行有关。

接下来的部分描述了在具体的脉诊中，如何将不同的脉位对应到具体的脏腑：

6. 左手寸口，心与小肠之脉所出，君火也：左手寸口部位的脉象与心和小肠相关，心与小肠为表里关系，属"君火"，意指心脏主导的火气与情志活动。

7. 左手关部，肝与胆之脉所出，风木也：左手关部的脉象与肝和胆相关，肝主疏泄，属于"风木"，代表着人体的调节和疏导功能。

8. 左手尺部，肾与膀胱之脉所出，寒水也：左手尺部的脉象与肾和膀胱相关，肾主水液代谢，属"寒水"，与人体的生命力和精气储藏有关。

9. 右手关部，脾与胃之脉所出，湿土也：右手关部的脉象与脾和胃相关，脾胃是人体的后天之本，属"湿土"，负责消化和营养的吸收。

10. 右手寸口，肺与大肠之脉所出，燥金也：右手寸口部位的脉象与肺和大肠相关，肺主呼吸，属"燥金"，与呼吸功能和气的运行有关。

11. 右手尺部，命门与三焦之脉所出，相火也：右手尺部的脉象与命门和三焦相关，命门是生命的根本，三焦主气的运行，属"相火"，与人体的热能和生命活力有关。

这段话总结了诊脉的基本理论和脏腑对应关系，诊脉时可以通过不同部位的脉象来判断五脏六腑的健康状况，从而对疾病进行诊断。

脉学之：浮、中、沉

每部中各有浮、中、沉三候也。三候，三而三之，为九候也。

浮者，主皮肤，候表及腑也。

中者，主肌肉，以候胃气也。

沉者，主筋骨，候里及脏也。

白话翻译

★浮、中、沉

每一个部位都分为浮、中、沉三种脉象。这三个脉象再细分，就形成九候。

浮脉主掌皮肤，表现于外和腑器。

中脉主肌肉，与胃气相关。

沉脉主筋骨，与内脏相关。

解说

龚廷贤先生这段话说明了中医脉诊中的三种脉象——浮、中、沉，分别对应人体不同层次的健康状况，并描述它们与特定部位的关联。具体解释如下：

1. 浮者，主皮肤，候表及腑也。

- **浮脉**是指脉搏在按压轻时就能感觉到，当加大压力时反而变弱。这种脉象与体表、皮肤相关，主要反映的是**表证**，也就是人体表层的病变，通常与外感风寒、风热等表证疾病有关。此外，浮脉也与六腑的病变有关，六腑是指人体的消化和排泄系统，浮脉可能反映外感疾病或腑气失调的状况。

2. 中者，主肌肉，以候胃气也。

- **中脉**是指按压到中等深度时感觉最明显的脉象，与肌肉相关。这种脉象主要反映人体的胃气和消化功能。胃气指的是人体内的消化和吸收能力，当脉象平和时，表示胃气充足，消化系统运作正常。中脉的异常可能提示消化不良、脾胃功能失调等问题。

3. 沉者，主筋骨，候里及脏也。

- **沉脉**是指脉搏在轻按时不明显，只有深按才能感受到，这种脉象与**筋骨**相关，主要反映人体的内部状况，也称为**里证**。沉脉往往提示脏腑深层的问题，如内脏疾病、气血虚弱或寒证等。沉脉出现时，通常意味着病症在体内深处，与脏器（心、肝、脾、肺、肾）的病变有关。

🖐️**龚廷贤先生的心法述要**

　　龚廷贤先生说明了脉象的深浅与人体不同层次的健康状况之间的关系。浮脉反映体表的状况，与外感疾病和六腑相关；中脉反映肌肉和胃气的状况，主要与消化系统有关；沉脉反映筋骨和内脏的深层问题，与脏腑病变相关。通过对这三种脉象的观察，中医可以判断病变的部位和性质。医者在探脉深浅之际需要在这一点上突破！

脉学之：寸、关、尺

寸为阳，为上部，法天，为心肺，以应上焦，主心胸以上至头之有疾也。

关为阴阳之中，为中部，法人，为肝脾，以应中焦，主膈以下至脐之有疾也。

尺为阴，为下部，法地，为肾命，以应下焦，主脐以下至足之有疾也。

	寸	关	尺
右	肺	脾胃	肾阳大便
左	心	肝胆	肾阴小便

白话翻译

寸代表阳气，属于上部，对应天，负责心肺，反映上焦的情况，主要掌管从心胸以上到头部的疾病。

关代表阴阳之间，属于中部，对应人，负责肝脾，反映中焦的情况，主要掌管从膈以下到肚脐的疾病。

尺代表阴气，属于下部，对应地，负责肾和命门，反映下焦的情况，主要掌管从肚脐以下到脚的疾病。

> **解说**

　　龚廷贤先生这段话阐述了中医脉诊中的"寸""关""尺"三个诊脉部位，如何对应人体的不同部位和疾病范围。以下是这段话的详细说明：

　　1. 寸为阳，为上部，法天，为心肺，以应上焦，主心胸以上至头之有疾也。

- ○ "寸"位于脉诊的最前端，属于阳性，对应人体的上部，类比于"天"。
- ○ 寸口脉主要反映心和肺的状况，这两个脏器在中医中对应"上焦"，即胸腔以上的部位。
- ○ 因此，通过诊察寸脉，可以了解与**心脏**、**肺脏**以及上半身（从胸部到头部）相关的疾病和病变。

　　2. 关为阴阳之中，为中部，法人，为肝脾，以应中焦，主膈以下至脐之有疾也。

- ○ "关"处于寸与尺之间，位于中间地带，代表阴阳的交界点，对应人体的中部，类比于"人"。
- ○ 关部脉主要反映肝和脾的状况，这两个脏器对应"中焦"，即从膈膜到脐部的区域。
- ○ 诊察关脉可以了解与**肝脏**、**脾脏**以及中腹部（膈膜到脐部之间）相关的疾病。

　　3. 尺为阴，为下部，法地，为肾命，以应下焦，主脐以下至足之有疾也。

- ○ "尺"位于脉诊的最后端，属于阴性，对应人体的下部，类比于"地"。
- ○ 尺部脉主要反映**肾脏**和**命门**的状况，这些脏腑对应"下焦"，即脐部以下的区域。
- ○ 通过诊察尺脉，可以了解与**肾脏**、**泌尿系统**以及下半身

（从脐部到足部）相关的疾病。

> 👆 **龚廷贤先生的心法述要**
>
> 　　从寸、关、尺三个诊脉部位入手，说明了它们与人体不同部位的对应关系，并具体描述了如何通过这些脉象来诊断上、中、下三焦的疾病。简单来说：
>
> 　　寸脉：代表上焦，主胸腔以上（心肺）疾病。
>
> 　　关脉：代表中焦，主腹腔中部（肝脾）疾病。
>
> 　　尺脉：代表下焦，主腹腔以下（肾命、泌尿生殖系统）疾病。

四季脉象

四时之脉者，弦、钩、毛、石也。

春脉弦者肝，东方木也。

夏脉钩者心，南方火也。

秋脉毛者肺，西方金也。

冬脉实者肾，北方水也。

四季脉迟缓者脾，中央土也。四时平脉者，六脉俱带和缓也。（谓有胃气，有胃气曰生；无胃气曰死。）

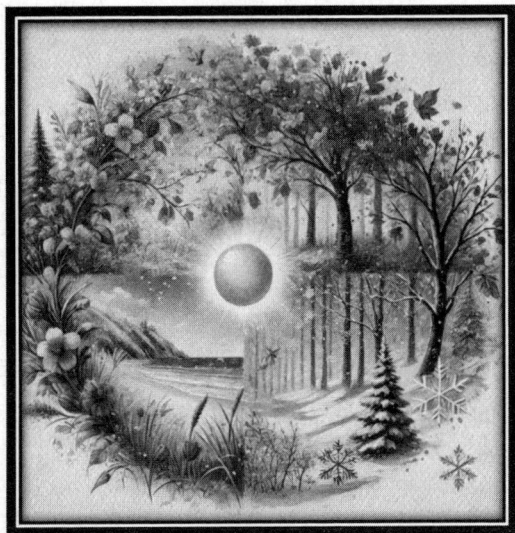

白话翻译

四季的脉象是弦、钩、毛、石。

春天的脉象是弦脉，与肝相关，属于东方木。

夏天的脉象是钩脉，与心相关，属于南方火。

秋天的脉象是毛脉，与肺相关，属于西方金。

冬天的脉象是实脉，与肾相关，属于北方水。

四季的脉象是迟缓脉，与脾相关，属于中央土。

四季正常的脉象是六种脉象都带有和缓之气。（所谓有胃气，有胃气代表生，无胃气代表死。）

解说

龚廷贤先生在脉象学说描述了四季与人体五脏六腑的关联，并通过脉象（脉搏的特征）来反映脏腑的功能和人体健康状况。具体解释如下：

1. 四时之脉者，弦、钩、毛、石也。

- 这句话说明，四季的变化对应着不同的脉象特征。弦、钩、毛、石是四种典型的脉象，分别对应春、夏、秋、冬。

2. 春脉弦者肝，东方木也。

- **春天的脉象为弦脉**，与肝相关，属木。弦脉的特征是像拉紧的弓弦一样有张力，反映了春季肝气的活跃和生发。春天在五行中属木，与肝脏对应，肝在这个季节最为活跃。

3. 夏脉钩者心，南方火也。

- **夏天的脉象为钩脉**，与心相关，属火。钩脉呈现出像钩子般的曲折感，象征着夏季心火的旺盛。夏天属火，与心脏对应，心火在此时旺盛而易外现。

4. 秋脉毛者肺，西方金也。

- **秋天的脉象为毛脉**，与肺相关，属金。毛脉感觉轻微而浮动，像动物的毛发一样柔软，反映了秋季肺气的清凉与收敛。秋天属金，对应肺，这时肺气最为敏感。

5. 冬脉实者肾，北方水也。

- **冬天的脉象为实脉**，与肾相关，属水。实脉感觉强硬有力，反映了冬季肾气的收敛和稳固。冬天属水，对应肾，肾在这个季节储藏精气，最为稳定。

6. 四季脉迟缓者脾，中央土也。

- **脾的脉象在四季都表现为迟缓脉**，对应四季的交替时期，属土。脾属中央，土主承载和转化，脾的功能主要在于运化饮食和生成气血。脾气平和，脉象就会显得迟缓而平稳。

7. 四时平脉者，六脉俱带和缓也。（谓有胃气，有胃气曰生；无胃气曰死。）

- 四季中，如果人的六条脉象（手足三阴三阳）都是平和而有节律的，代表着"和缓脉"，说明身体内有胃气。胃气是指生命活动的基础力量，是健康的象征。**有胃气则生，无胃气则死**，意味着胃气充足的人生命力旺盛，若无胃气则预示着死亡。

🖐奚廷贤先生的心法述要

脉象与四季、五脏六腑之间的对应关系甚为密切。脉象的变化能反映出季节对人体脏腑的影响，其中肝、心、肺、肾在春夏秋冬四季中表现出不同的脉象，而脾则在四季的交替时期呈现迟缓的脉象。最后，四季中六脉平和且有胃气是健康的象征，胃气不足则是生命力衰弱的标志。

脉之息至

一呼一吸者，为一息也。

一息四至者，为平脉也。

太过不及者，病脉也。

关格覆溢者，死脉也。

三迟二败，冷而危也。

六数七极，热生多也。

八脱九死十归墓也。

十一十二绝魂也。

两息一至死脉也。

白话翻译

一次呼吸为一息。

一息有四次脉动，这是正常的脉象。

脉动过快或过慢，都是病脉。

关格、覆溢的脉象代表死亡脉象。

三次脉迟、两次脉败，表示冷而危险。

六次脉数、七次脉极，表示热气过盛。

八次脱气、九次死脉、十次归墓。

十一次和十二次脉绝，代表魂魄离散。

若每两次呼吸才有一次脉动，则为死脉。

解说

龚廷贤先生在脉学上，讲述了如何通过观察脉象来判断人体的健康状况，尤其是脉搏的频率与病理的关系。以下是对这段话的详细解释：

1. 一呼一吸者，为一息也。

- 一次呼气和吸气的完整过程称为一"息"，这是中医脉象观察中最基本的单位，代表了人体气息运行的节律。

2. 一息四至者，为平脉也。

- 在一个完整的呼吸周期内，脉搏跳动四次，这就是所谓的"平脉"，也称为健康的脉象，意味着人体气血运行正常，没有过快或过慢的情况。

3. 太过不及者，病脉也。

- 如果脉搏跳动过快（太过）或过慢（不及），就意味着有病理情况，这是病脉的表现，提示气血运行异常。

4. 关格覆溢者，死脉也。

- 当脉象出现"关格"（脉搏阻隔）或"覆溢"（脉搏紊乱、过强或失控）时，这通常预示着严重的病变，甚至是死亡的征兆，称为"死脉"。

5. 三迟二败，冷而危也。

- 如果脉象出现"三迟二败"，即脉搏过慢或虚弱，表示体内寒气过重，这是一种危险的病理状态，通常与冷证或阳气不足有关。

6. 六数七极，热生多也。

- 当脉象出现"六数七极"，即脉搏过快，表示体内热气过多，这是一种由热性病引起的病理状态，提示身体的阳气过盛或炎症反应。

7. 八脱九死十归墓也。

- 当脉象发展到"八脱""九死"和"十归墓"的阶段，意味着生命力已经极度衰弱，接近死亡，体内气血已经崩解或消散。

8. 十一十二绝魂也。

- 脉象达到"十一"或"十二"时，则表示魂魄离开，人体的精神活动和生命功能完全停止，这是临近死亡的状态。

9. 两息一至死脉也。

- 当脉搏跳动变得极度稀疏，达到每两次呼吸才出现一次脉搏，这就是所谓的"死脉"，表示生命活动已经极度衰弱，接近死亡。

这段话表示的是通过脉搏的快慢、强弱和节律，判断人体的健康状况。正常的脉象应该是一息四次脉搏，过快或过慢的脉象是病理状态，而当脉象变得极慢、紊乱或过度稀疏时，预示着病情恶化甚至接近死亡。这是中医通过脉诊来判断疾病严重程度的重要方法。

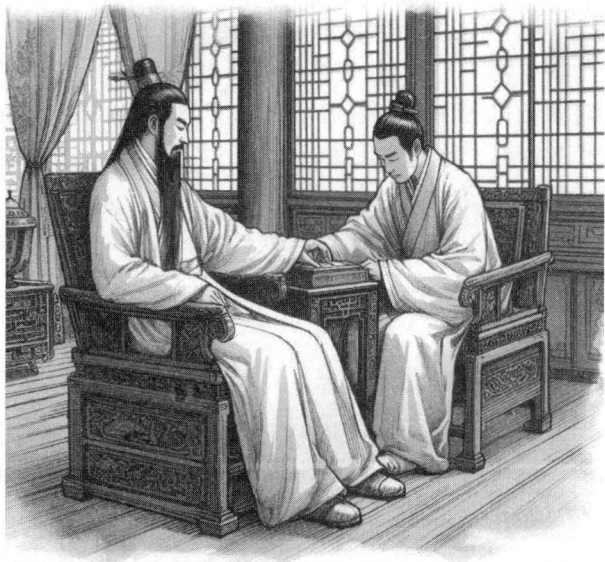

五行及生克

中医五行理论：相生与相克

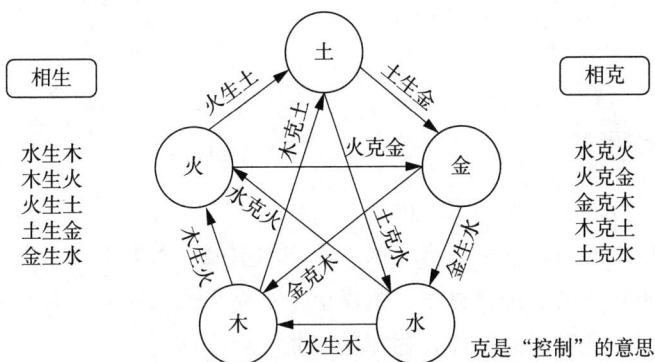

相生

水生木
木生火
火生土
土生金
金生水

相克

水克火
火克金
金克木
木克土
土克水

克是"控制"的意思

原文

五行者，金木水火土也。

相生者，谓金生水、水生木、木生火、火生土、土生金是也。

相克者，谓金克木、木克土、土克水、水克火，火克金是也。

相生者，吉也，相克者，凶也。

中医五行理论：相侮与相乘
相侮和相乘，都是相克关系的反常表现

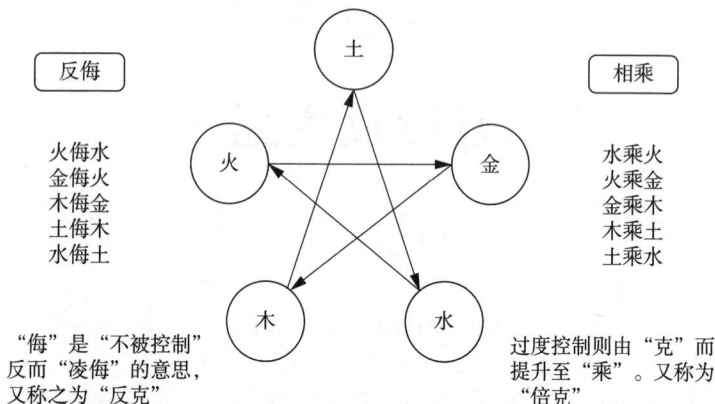

反侮

火侮水
金侮火
木侮金
土侮木
水侮土

土

火　　金

木　　水

相乘

水乘火
火乘金
金乘木
木乘土
土乘水

"侮"是"不被控制"
反而"凌侮"的意思，
又称之为"反克"

过度控制则由"克"而
提升至"乘"。又称为
"倍克"

白话翻译

五行是金、木、水、火、土。

相生的关系是金生水，水生木，木生火，火生土，土生金。

相克的关系是金克木，木克土，土克水，水克火，火克金。

相生是吉祥的象征，相克是凶兆。

解说

要特别说明一下，龚廷贤先生所说的"相剋"，事实上在一般的中医学中来说是指"相乘"。而在五行生克理论里面，我们不用这个"剋"字，而是用"克"字。主要的差别在于"克"是一种控制的意思，其实并没有好坏的分别。而"剋"却通于"乘"，它的意思是压迫抑制的意思，所以会比较负面。

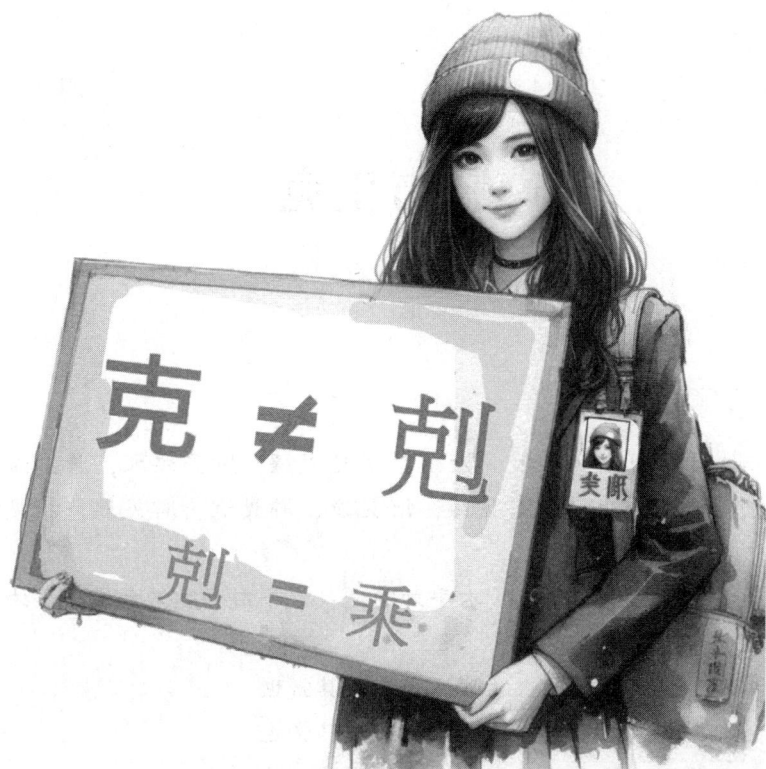

克 ≠ 剋

剋 = 乘

脉与生克

心若见沉细，肝见短涩，肾见迟缓，肺见洪大，脾见弦长，皆遇克也。心若见缓，肝见洪，肺见沉，脾见涩，肾见弦，皆遇我之所生也。

男子左手脉常大于右手为顺也；女子右手脉常大于左手为顺也。

男子尺脉常弱，寸脉常盛，是其常也。

女子尺脉常盛，寸脉常弱，是其常也。

男得女脉，为不足也；女得男脉，为不足也。

男子不可久泻也；女子不可久吐也。

左手属阳，右手属阴也。

关前属阳，关后属阴也。

汗多亡阳，下多亡阴也。诸阴为寒，诸阳为热也。

白话翻译

心脉若显得沉细，肝脉显得短涩，肾脉显得迟缓，肺脉显得洪大，脾脉显得弦长，这些都属于相克的情况。如果心脉显得缓和，肝脉显得洪大，肺脉显得沉稳，脾脉显得涩滞，肾脉显得弦长，这些都是相生的情况。

男子的左手脉常大于右手为正常；女子的右手脉常大于左手

为正常。

男子尺部脉常较弱，寸部脉常较强，这是正常现象。

女子尺部脉常较强，寸部脉常较弱，这也是正常现象。

男子若有女子的脉象，表示不足；女子若有男子的脉象，也表示不足。

男子不宜长期泻肚；女子不宜长期呕吐。

左手属于阳，右手属于阴。

关前属阳，关后属阴。

汗多则会耗损阳气，泻多则会耗损阴气。阴气过盛会寒冷，阳气过盛则会发热。

解说

龚廷贤先生从中医的脉诊理论出发，详细描述了五脏的脉象、阴阳，以及男女脉象的差异，并讨论了各种病理现象对应的脉象变化。以下是对这段话的解释：

1. 心若见沉细，肝见短涩，肾见迟缓，肺见洪大，脾见弦长，皆遇克也。

- 这段描述了各脏脉象"克"的情况，也就是不正常或病理脉象的表现：
  - 心见沉细：心脏的脉象如果沉而细小，意味着心脏功能受到了压制，气血虚弱。
  - 肝见短涩：肝的脉象短促而涩，说明肝气运行不畅，可能是肝气郁结或肝血不足。
  - 肾见迟缓：肾脉迟缓，反映肾气不足，阳气虚弱，可能出现寒证。
  - 肺见洪大：肺的脉象洪大，表示肺气过盛，可能有热证或上火的情况。
  - 脾见弦长：脾的脉象弦而长，这提示脾胃功能失调，可能有肝木克脾土的情况。

2. 心若见缓，肝见洪，肺见沉，脾见涩，肾见弦，皆遇我之所生也。

- 这段解释了五脏"相生"的脉象，也就是脏腑功能较为正常的情况：

    ○ **心见缓**：心脉缓和，表示心神安定，气血运行平和。

    ○ **肝见洪**：肝的脉象洪大，代表肝气充盈，气血运行顺畅。

    ○ **肺见沉**：肺的脉象沉稳，说明肺气收敛，肺功能稳定。

    ○ **脾见涩**：脾脉略涩，反映脾胃功能正常，但可能较弱，需要进一步调理。

    ○ **肾见弦**：肾脉见弦，代表肾气有力，特别是在调节身体力量与耐力方面表现良好。

3. 男子左手脉常大于右手为顺也；女子右手脉常大于左手为顺也。

- 男性和女性的脉象有自然差异：

    ○ **男子左手脉较大**：男性左手脉较大为正常，这是因为男性的阳气较旺，左手属阳。

    ○ **女子右手脉较大**：女性右手脉较大为正常，因女性属阴，右手属阴，因此右脉较大。

【大栋按】：此和倪师的观点不同，但为尊重原书，还是列出。

4. 男子尺脉常弱，寸脉常盛，是其常也；女子尺脉常盛，寸脉常弱，是其常也。

- **男子的尺脉较弱、寸脉较盛**：尺脉位于下部，代表肾气。男子的肾气正常时，尺脉会稍弱，而寸脉（代表上部）较盛，符合男性的阳刚之气。

- **女子的尺脉较盛、寸脉较弱**：女子的肾气较充足，因此尺脉（肾脉）较强，而寸脉（上部脉象）相对较弱。

5. 男得女脉，为不足也；女得男脉，为不足也。

- **男性若脉象像女性**，表示气血不足，即脉象柔弱或脉象表现出阴性特征较多，这是气血亏虚的表现。
- **女性若脉象像男性**，表示阴虚不足，即脉象强盛或脉象表现出阳性特征较多，可能是阴虚火旺的体现。

6. 男子不可久泻也；女子不可久吐也。

- **男子不可久泻**：男子的阳气较强，若长期腹泻会损伤阳气，使身体虚弱。
- **女子不可久吐**：女子多属阴，长期呕吐会损伤阴液，使身体失去滋养和保护。

7. 左手属阳，右手属阴也。

- **左手属阳、右手属阴**：这说明脉象的阴阳对应，左手脉主要反映阳气和气的运行，右手脉则反映阴气和血液的状况。

8. 关前属阳，关后属阴也。

- **关前（脉位的寸口）属阳，关后（尺部）属阴**：脉位的上部（寸部）代表上焦的阳气运行，而下部（尺部）代表下焦的阴气储藏。

9. 汗多亡阳，下多亡阴也。

- **大量出汗会损耗阳气**，因为出汗过多，会导致阳气随体液流失。
- **腹泻过多会损耗阴液**，因为下泄过度会耗损身体的阴液。

10. 诸阴为寒，诸阳为热也。

- **阴气的病变多属寒证**，表现为寒冷、虚弱等症状。
- **阳气的病变多属热证**，表现为发热、亢奋、燥热等症状。

人迎、气口脉

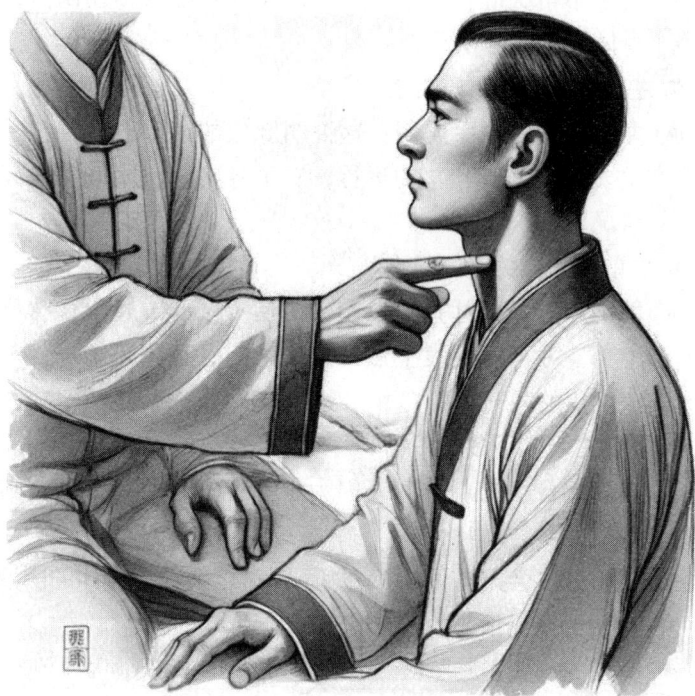

主流中医学人迎脉位置（与龚先生所述不同）

原文

人迎者，左手关前一分是也。

气口者，右手关前一分是也。

人迎以候天之六气，风、寒、暑、湿、燥、火之外感也。

人迎浮盛，则伤风也；紧盛，则伤寒也；虚弱，则伤暑也；沉细，则伤湿也；虚数，则伤热也。

气口以候人之七情，喜、怒、忧、思、悲、恐、惊之内伤也。

喜者，则脉数也。

怒者，则脉激也。

忧者，则脉涩也。

思者，则脉结也。

悲者，则脉紧也。

恐者，则脉沉也。

惊者，则脉动也。

人迎脉紧盛大于气口一倍，为外感风与寒，皆属于表，为阳也、腑也。

气口脉大于人迎一倍，脉紧盛为伤食、为劳倦，皆属于里，为阴也、脏也。

人迎气口俱紧盛，此为夹食伤寒，为内伤外感也。

男子久病，气口充于人迎者，有胃气也。女子久病，人迎充于气口者，有胃气也。（病虽重可治，反此者逆。）

白话翻译

人迎脉位于左手关前一分处。

气口脉位于右手关前一分处。

人迎脉可用来判断外感六种天气变化，风、寒、暑、湿、燥、火。

若人迎脉浮盛，则表示伤风；脉紧盛则表示伤寒；脉虚弱则表示伤暑；脉沉细则表示伤湿；脉虚数则表示伤热。

气口脉可用来判断人的七情内伤，喜、怒、忧、思、悲、恐、惊。

喜则脉数。

怒则脉跳动剧烈。

忧则脉涩滞。

思则脉结滞。

悲则脉紧。

恐则脉沉。

惊则脉动。

若人迎脉紧盛大于气口脉一倍，则为外感风寒，属于阳和腑器的问题。

若气口脉大于人迎脉一倍，并且脉紧盛，则是由于饮食或过劳引起，属于阴和脏器的问题。

若人迎和气口脉都紧盛，则是内外皆感，兼有食伤和寒邪。

若男子久病但气口脉充实于人迎脉，则表示有胃气；女子久病但人迎脉充实于气口脉，也表示有胃气。（即使病重，也可治疗，反之则为不利。）

解说

龚廷贤先生在"气口脉"和"人迎脉"的说明上，和主流中医学看法有所出入。根据《黄帝内经》的《灵枢·寒热病》中说："颈侧之动脉人迎。人迎，足阳明也。"这似乎不是龚先生所描述的。

中医的"气口脉"和"人迎脉"是两个重要的诊脉位置，它们有着不同的位置和诊断意义。以下来比较这两种脉诊：

1. 位置

○ 气口脉：位于手腕内侧，靠近大拇指的一侧，即桡动脉搏动处，通常被称为"寸口"。

○ 人迎脉：位于颈部两侧，喉结旁边 1~1.5 寸处，是颈总动脉的搏动位置。

2. 解剖学对应

○ 气口脉：对应西医的桡动脉（Radial Artery）。

○ 人迎脉：对应西医的颈总动脉（Common Carotid Artery）。

3. 诊断意义

○ 气口脉：反映全身气血运行状况，可诊断五脏六腑的病变。

○ 人迎脉：主要反映心肺功能和头颈部的血液循环状况。

4. 中医理论

○ 气口脉：代表"阴"，与五脏（肝、心、脾、肺、肾）相关。

○ 人迎脉：代表"阳"，与六腑（胆、小肠、胃、大肠、膀胱、三焦）相关。

5. 诊断方法

○ 气口脉：通常用三指（食指、中指、无名指）按压，分别对应寸、关、尺三部位。

○ 人迎脉：通常用一指轻按颈部相应位置。

6. 临床应用

○ 气口脉：用于全面诊断身体状况，是最常用的脉诊位置。

○ 人迎脉：主要用于诊断心肺疾病、头颈部疾病，以及评估阴阳平衡。

7. 相互关系

○ 在某些诊断中，医生会比较气口脉和人迎脉的强弱，用于判断气血分布和阴阳平衡。（此即龚先生所示。）

○ 例如，人迎脉强于气口脉可能提示阳盛阴虚。

8. 使用频率

○ 气口脉在日常诊断中使用更为普遍。

○ 人迎脉通常在需要特别评估心肺功能或头颈部问题时使用。

脉与病因学

外因者，六淫之邪也；内因者，七情之气也；不内外因者，饮食劳倦跌仆也。

浮、沉、迟、数、滑、涩者，为六脉也。

浮者，为阳在表、为风、为虚也。

沉者，为阴在里，为湿、为实也。

迟者在脏，为寒、为冷、为阴也。

数者在腑，为热、为燥、为阳也。

滑者，血多气少也。（滑为血有余。）

涩者，气多血少也。（涩为气淖滞。）

白话翻译

外因是指六淫邪气的侵害；内因是指七情的情绪伤害；还有一些非内外因的情况，如饮食不当、过劳、跌倒等。

浮脉、沉脉、迟脉、数脉、滑脉和涩脉是六种主要脉象。

浮脉表明阳气在表面，代表风邪或虚弱。

沉脉表明阴气在内，代表湿气或实邪。

迟脉出现在脏器，代表寒冷和阴邪。

数脉出现在腑器，代表热、干燥和阳邪。

滑脉代表血液多气少（血液过剩）。

涩脉代表气多血液少（气息滞涩）。

龚廷贤先生这段话详细解释了中医病因学中的外因、内因及不内外因的分类，以及六种主要的脉象（浮、沉、迟、数、滑、涩）的特性与对应的病理。进一步详细说明如下：

1. 外因者，六淫之邪也；内因者，七情之气也；不内外因者，饮食劳倦跌仆也。

- **外因**：是指外部环境对人体的影响，称为"六淫"，包括风、寒、暑、湿、燥、火。这些外邪是人体疾病的主要外在原因，如风寒感冒等。
- **内因**：是指人的情志（情感活动）对身体的影响，称为"七情"，包括喜、怒、忧、思、悲、恐、惊。这些情绪波动过度会引发内部的气机失调，从而导致疾病。
- **不内外因**：既不是内因也不是外因，这类病因包括饮食失调、过度劳累、跌倒摔伤等，这些因素可能引发机体内外失调，导致疾病。

2. 浮、沉、迟、数、滑、涩者，为六脉也。

- 这里提到的六种脉象是中医用来诊断疾病的基本脉象，反映了气血运行状况及其所对应的病理。

3. 浮者，为阳在表、为风、为虚也。

- **浮脉**：脉象轻按就能感觉到，主要反映阳气在体表的状态。浮脉常见于表证（如外感风寒），也可能代表气虚，表示身体表层受到外邪的侵袭或体内阳气不足。

4. 沉者，为阴在里，为湿、为实也。

- **沉脉**：脉象需要重按才能感受到，这种脉象反映了病邪在体内深处，属于里证。沉脉通常与湿邪或实证有关，表示体内有湿气滞留或病邪深入脏腑。

5. 迟者在脏，为寒、为冷、为阴也。

● **迟脉**：脉搏较正常速度慢，反映了寒气在体内的状况。迟脉通常与寒证或阴气过盛有关，常见于脏腑受寒、阳气不足的病症。

6. 数者在腑，为热、为燥、为阳也。

● **数脉**：脉搏比正常速度快，反映了体内的热邪。数脉常见于阳热、燥热或发炎等病理状况，特别是与腑气（如消化系统）有关的热性病症。

7. 滑者，血多气少也。（滑为血有余。）

● **滑脉**：脉搏圆滑而流畅，代表血液充足但气不足。滑脉常见于血有余的状态，如孕妇、痰湿或气血运行顺畅的情况。

8. 涩者，气多血少也。（涩为气浊滞。）

● **涩脉**：脉搏不流畅，指下感觉像轻轻刮过竹子一样粗糙，代表气多而血少。涩脉通常见于气滞血瘀的情况，血液运行不畅，可能与气滞、血少或气血失调有关。

中医学中三种病因（外因、内因、不内外因）以及六种脉象的诊断意义是相关的。外因是由外部的六淫（风、寒、暑、湿、燥、火）引起的疾病，内因则是情绪（七情）所致，而不内外因则是由饮食、劳累、创伤等引发。六种脉象的不同特征能够帮助诊断不同的病症，其中浮脉反映外邪，沉脉反映里邪，迟脉反映寒，数脉反映热，而滑脉与血多气少有关，涩脉则代表气多血少。

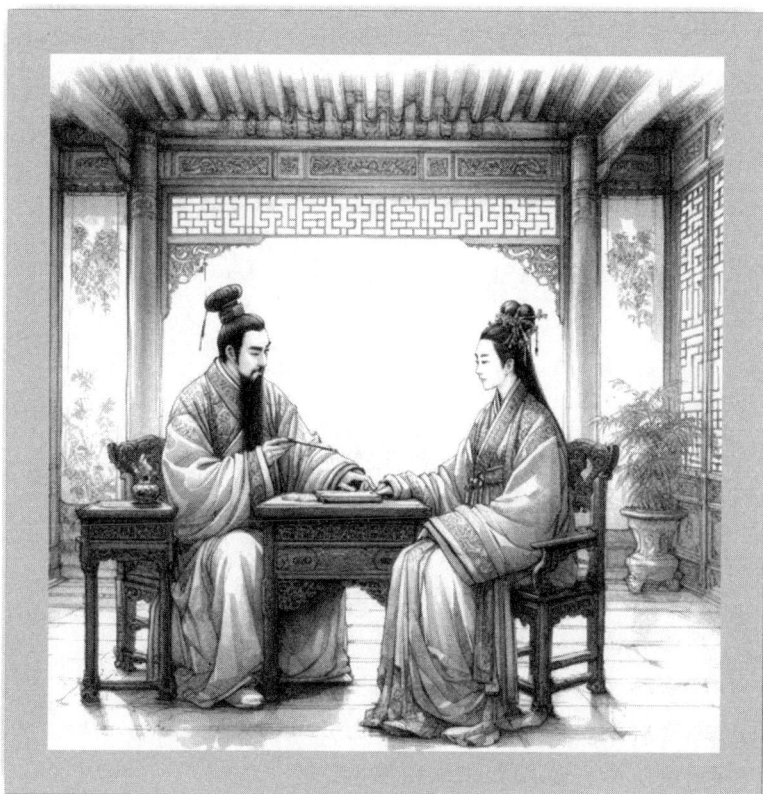

八要、八脉之间的关系

原文

八要者，表里虚实寒热邪正是也。

八脉者，浮沉迟数滑涩大缓是也。

表者脉浮，以别之病不在里也。

里者脉沉，以别之病不在表也。

虚者脉涩，以别之五虚也。

实者脉滑，以别之五实也。

寒者脉退，以别之脏腑积冷也。

热者脉数，以别之脏腑积热也。

邪者脉大，以别之外邪相干也。

正者脉缓，以别之外无邪干也。

白话翻译

八要指的是表、里、虚、实、寒、热、邪、正这八种情况。

八脉指的是浮、沉、迟、数、滑、涩、大、缓这八种脉象。

表证的脉象是浮脉，用来判断病不在里面。

里证的脉象是沉脉，用来判断病不在表面。

虚证的脉象是涩脉，用来判断五种虚弱症状。

实证的脉象是滑脉，用来判断五种实证症状。

寒证的脉象是脉退，用来判断脏腑中积冷的情况。

热证的脉象是数脉，用来判断脏腑中积热的情况。

邪气的脉象是大脉，用来判断外邪入侵的情况。

正气的脉象是缓脉，用来判断没有外邪侵害的情况。

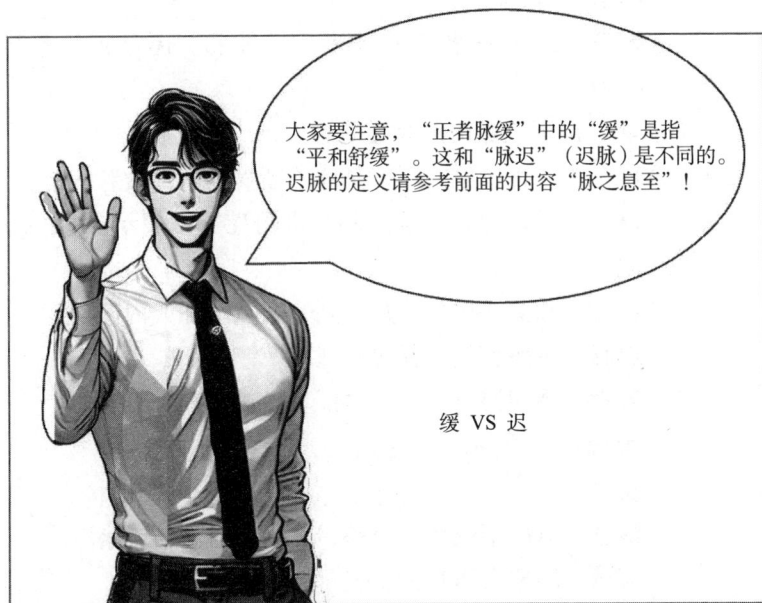

大家要注意，"正者脉缓"中的"缓"是指"平和舒缓"。这和"脉迟"（迟脉）是不同的。迟脉的定义请参考前面的内容"脉之息至"！

缓 VS 迟

解说

龚廷贤先生这段话讲述了中医诊断疾病时常用的"八要"和"八脉"，以及如何通过脉象来判断疾病的性质和病位。这里的"八要"是指疾病的表里、虚实、寒热、邪正，而"八脉"则是指浮沉、迟数、滑涩、大缓等脉象。以下是具体解释：

1. 八要者，表里虚实寒热邪正是也。

- "八要"是中医辨证时用来判断疾病性质的重要标准，分为**表里、虚实、寒热、邪正**四对：
  - **表里**：表示疾病的部位是表层（外部）还是里部（内部）。

- ○ **虚实**：表示疾病是由虚弱（气血不足）还是实邪（邪气盛行）引起的。
- ○ **寒热**：表示病症属于寒性（寒邪、寒证）还是热性（热邪、热证）。
- ○ **邪正**：表示病邪是外感邪气（外邪）还是正气不足（内伤）。

2. 八脉者，浮沉迟数滑涩大缓是也。

- "八脉"指八种脉象，用来具体诊断病症的性质和病位：
  - ○ **浮脉**：脉象浮在表面，轻按即可感知，表示外感病或表证。
  - ○ **沉脉**：脉象深按才能感觉到，表示里证或内部病变。
  - ○ **迟脉**：脉搏缓慢，提示寒证。
  - ○ **数脉**：脉搏快速，表示热证。
  - ○ **滑脉**：脉象圆滑、流畅，表示气血充盈，常见于实证。
  - ○ **涩脉**：脉搏不流畅，粗糙，提示气血虚弱或瘀滞。
  - ○ **大脉**：脉象大而有力，表示邪气盛行。
  - ○ **缓脉**：脉象和缓，表示正气充足，身体较为平稳。

3. 表者脉浮，以别之病不在里也。

- 如果脉象浮，表示病邪在体表（表证），这种病通常是外感病症，如风寒感冒等，病邪尚未深入脏腑。

4. 里者脉沉，以别之病不在表也。

- 如果脉象沉，表示病邪在内部脏腑（里证），这类疾病多与内脏相关，表明病症已深入体内。

5. 虚者脉涩，以别之五虚也。

- **虚脉涩**：脉象涩滞，这表示人体虚弱，通常与气虚、血虚等"五虚"（气虚、血虚、阴虚、阳虚、精虚）相关。

6. 实者脉滑，以别之五实也。

- **实脉滑**：脉象圆滑流畅，这表示病邪强盛，与"五实"

（外邪、痰湿、食积、瘀血、火热）相关，通常表示体内有邪气积聚或实证。

7. 寒者脉退，以别之脏腑积冷也。

- **寒脉退**：脉搏退缩、迟缓，表示体内脏腑有寒气积聚，病症属于寒性，常见于阳气不足、寒邪内侵的情况。

8. 热者脉数，以别之脏腑积热也。

- **热脉数**：脉搏快速，这表示体内脏腑有热气积聚，病症属于热性，可能是由于阳气过盛或内热引起。

9. 邪者脉大，以别之外邪相干也。

- **邪脉大**：脉象大而有力，表示外邪盛行，体内受到了外感病邪的侵袭，通常属于实证，病邪尚未内传。

10. 正者脉缓，以别之外无邪干也。

- **正脉缓**：脉象缓和，这表示正气充足，没有外邪的侵扰，人体处于相对平衡和健康的状态。

总 结

这段话总结了中医诊断时通过脉象来辨别病症的方式。首先，通过"八要"来区分病症的表里、虚实、寒热、邪正，再通过"八脉"具体观察脉象的浮沉、迟数、滑涩、大小等特征来确定病情。浮脉提示表证，沉脉提示里证；虚脉涩表示气血不足，实脉滑表示邪气强盛；迟脉提示寒证，数脉提示热证；大脉表示外邪，缓脉表示正气平和。

八大脉类统摄诸脉

原文

洪、弦、长、散、浮之类也。

伏、实、短、牢、沉之类也。

细、小、微、败、迟之类也。

疾、促、紧、急、数之类也。

动、摇、流、利、滑之类也。

芤、虚、结、滞、涩之类也。

坚、实、钩、革、大之类也。

濡、弱、柔、和、缓之类也。

白话翻译

脉象包括洪脉、弦脉、长脉、散脉、浮脉等。

伏脉、实脉、短脉、牢脉、沉脉等。

细脉、小脉、微脉、败脉、迟脉等。

疾脉、促脉、紧脉、急脉、数脉等。

动脉、摇脉、流脉、利脉、滑脉等。

芤脉、虚脉、结脉、滞脉、涩脉等。

坚脉、实脉、钩脉、革脉、大脉等。

濡脉、弱脉、柔脉、和脉、缓脉等。

解说

我借着龚廷贤先生的这段描述，也来逐一说明一下中医脉学中的各种脉象！这些脉象反映了身体的不同病理状况。中医通过诊脉来了解患者的健康状况，这些脉象各自代表着特定的疾病类型或身体状况。以下是对每一类脉象的解释：

分类	脉象	脉的形容	脉代表的病邪意义
第一类外拓型	洪	洪大有力	阳热实证或内火旺盛
	弦	像拉紧的弓弦	肝胆病变或肝气郁结
	长	长而有力	气血充足、阳气旺盛
	散	散乱无力	元气虚弱
	浮	轻按即感	外感病症
第二类内撇型	伏	深伏	寒邪内伏
	实	充实有力	实证或邪气壅盛
	短	短促	气不足或气机阻滞
	牢	深沉有力	实邪或寒邪内盛
	沉	沉按才能感知	里证或内脏病变
第三类收弛型	细	细小有力	气血两虚
	小	弱小	虚证
	微	极细	元气耗竭
	败	微弱无力	病情严重
	迟	脉搏慢	寒证或阳气不足
第四类放纵型	疾	脉搏快	热证或实火内盛
	促	急促且不规则	气滞血瘀或内热
	紧	如绳索绷紧	寒证、痛症或气机壅塞
	急	急促有力	阳热过盛
	数	脉搏快	热证或阳气过盛

续表

分类	脉象	脉的形容	脉代表的病邪意义
第五类 利动型	动	跳动不稳	气血不和
	摇	摇晃不定	元气虚弱
	流	流动迅速	气血运行亢进
	利	通畅顺利	气血运行顺畅
	滑	圆滑流畅	痰湿、食积或实证
第六类 缓定型	芤	中空	失血或气血两虚
	虚	无力	气血不足
	结	缓慢不规则	气滞血瘀或寒邪内滞
	滞	运行不顺	气滞或血瘀
	涩	粗糙不流畅	气滞血瘀或血虚
第七类 高强型	坚	硬而有力	实证或寒邪入里
	实	强劲有力	邪气盛
	钩	钩曲	气血运行不畅
	革	浮而中空	阴虚、血虚
	大	大而有力	阳气亢盛或实证
第八类 平顺型	濡	浮而软弱	虚证或湿邪侵体
	弱	沉而无力	气血虚弱
	柔	柔软无力	体质虚弱
	和	脉象平和	身体健康，气血运行平稳
	缓	脉象缓慢	病情较轻或正气充足

脉分八型

外拓型　利动型
内撅型　缓定型
收弛型　高强型
放纵型　平顺型

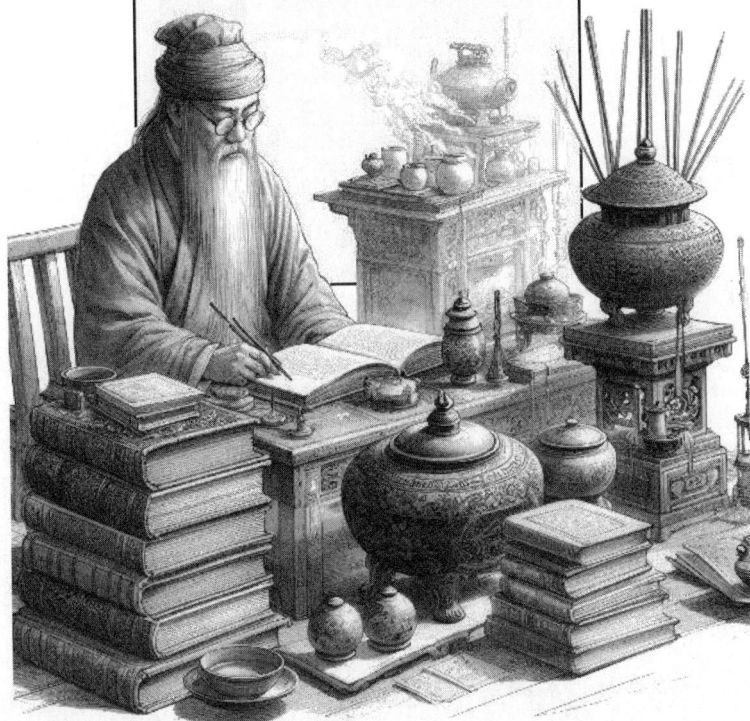

七　表

原文

七表者，浮、芤、滑、实、弦、紧、洪是也。

浮者不足，举有余也。

芤者中空，两畔居也。

滑者如珠，中有力也。

实者逼逼与长俱也。

弦者如按弓弦状也。

紧者牵绳转索是也。

洪者按之皆极大也。

浮为中风，芤失血也。

滑吐实下分明别也。

弦为拘急，紧为疼也。

洪大从来偏主热也。

白话翻译

七表脉象包括浮脉、芤脉、滑脉、实脉、弦脉、紧脉和洪脉。

浮脉表示不足，按压时感觉脉浮于表面。

芤脉表示脉中空，只剩下两边的脉象。

滑脉像珠子一样流畅且有力。

实脉感觉紧逼且长。

弦脉像按在弓弦上。

紧脉像绳子拉紧或转索一样。

洪脉按压时感觉脉大且强。

浮脉常见于中风，芤脉表示失血。

滑脉表现为上下分明的吐、实现象。

弦脉代表拘急，紧脉代表疼痛。

洪脉一般代表热证。

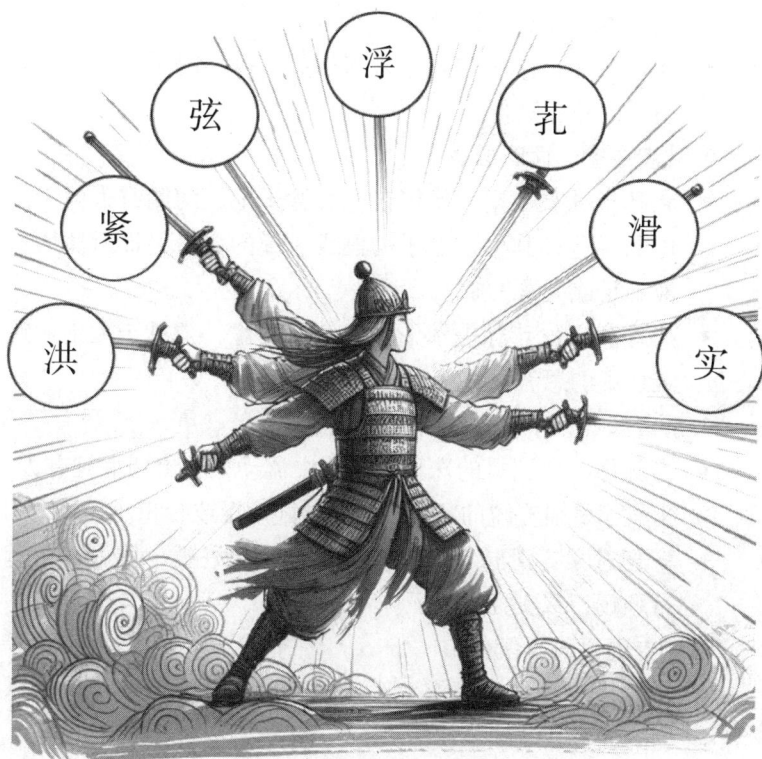

解说

龚廷贤先生这段话介绍了中医脉学中的"七表",即七种常见而偏表证为多的脉象——浮、芤、滑、实、弦、紧、洪。这些脉象表现出不同的病理状态,并且每种脉象都有其特定的解释和对应的病因。以下是详细解释:

1. 浮者不足,举有余也

- **浮脉**是指轻按时就能感受到,深按则变弱。这通常代表外邪侵入或表证,如风寒感冒等外感病症。浮脉也可以表示体内气虚不足。
- **病理意义**:浮脉与外感风邪相关,可能提示中风、风寒表证等外邪侵袭。

2. 芤者中空,两畔居也

- **芤脉**指脉象中空,像按在空心管子上,两侧有力但中间虚弱。这种脉象常见于失血或血虚的患者,提示体内血液不足或大量失血。
- **病理意义**:芤脉提示失血或气血两虚,常见于大出血后或血虚的患者。

3. 滑者如珠,中有力也

- **滑脉**像一串圆滑的珠子在脉管中流动,脉象圆滑且有力,常见于气血充盈的状态,通常伴随痰湿或食积。
- **病理意义**:滑脉常见于痰湿、食积或妊娠,体内气血运行顺畅,或实证、热证。

4. 实者逼逼与长俱也

- **实脉**表示脉象强劲有力,压力下脉搏感觉坚实,表示体内有实邪、气血壅盛。
- **病理意义**:实脉提示体内有实证,邪气盛行,可能有气滞、血瘀等情况。

5. 弦者如按弓弦状也

- **弦脉**像按在紧绷的弓弦上一样，脉象硬直而有力。这常见于肝病、疼痛、气滞等病症。
- **病理意义**：弦脉提示肝气郁结、疼痛或气滞，常见于肝胆疾病或疼痛病症。

6. 紧者牵绳转索是也

- **紧脉**像拉紧的绳索，脉象紧张而有力，通常与寒邪或疼痛相关。
- **病理意义**：紧脉提示寒邪内侵或疼痛病症，通常见于寒证或风寒表证。

7. 洪者按之皆极大也

- **洪脉**脉象大而强，按下去感觉非常明显，表示体内阳气过盛或热邪亢盛。
- **病理意义**：洪脉提示体内有实火或热证，常见于高热、内火旺盛的状态。

8. 浮为中风，芤失血也

- **浮脉**通常与外感风邪相关，并且是中风的典型脉象之一。
- **芤脉**提示失血，可能出现于大出血后或体内血液严重不足的情况。

9. 滑吐实下分明别也

- **滑脉**表现为气血运行顺畅，常见于痰湿、食积或实证，滑脉可提示消化系统问题，如呕吐或排泄过度，通过滑脉能够区分出体内是否有实证或食积。

10. 弦为拘急，紧为疼也

- **弦脉**与拘急和气机失调有关，表示体内肝气郁结或气滞。
- **紧脉**则与疼痛相关，提示寒邪内侵或内部疼痛。

11. 洪大从来偏主热也

- **洪脉**是典型的热证脉象，提示体内有实火或阳气亢盛，常见于高热、热性病变。

　　这里介绍了七种常见的脉象及其病理意义。浮脉多与外感风邪相关；芤脉提示失血；滑脉反映气血运行顺畅，常见于痰湿、食积或妊娠；实脉提示实证；弦脉与肝气郁结或疼痛有关；紧脉提示寒邪和疼痛；而洪脉则多见于热证。通过对这些脉象的辨别，中医可以诊断患者体内病邪盛衰和气血的运行状况。

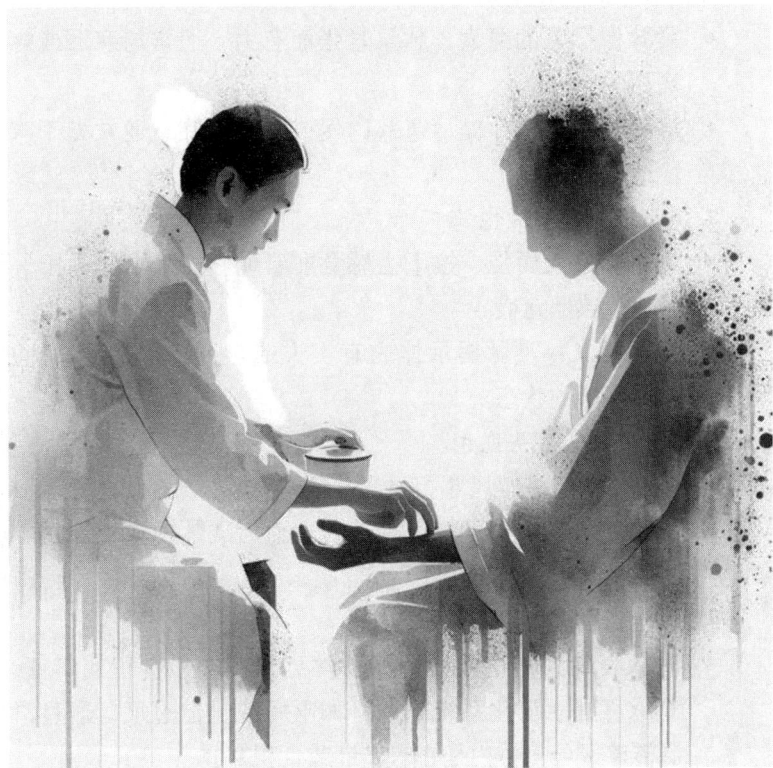

八 里

八里者，微、沉、缓、涩、迟、伏、濡、弱也。

微者如有又如无也。

沉者举无按有余也。

迟缓息间三度至也。

濡者散止细仍虚也。

伏者切骨沉相类也。

弱者沉微指下图也。

涩者如刀轻刮竹也。

迟寒缓结微为痞也。

涩因血少沉气滞也。

伏为积聚濡不足也。

弱则筋痿少精气也。

白话翻译

八里脉象包括微脉、沉脉、缓脉、涩脉、迟脉、伏脉、濡脉和弱脉。

微脉像有又像没有。

沉脉是浮起来无力，但按压时有力。

迟缓脉每次呼吸大约有三次脉动。

濡脉散弱而细，显示虚弱。

伏脉深沉，贴近骨头。

弱脉沉而微，在指下若有若无。

涩脉像刀子轻轻刮竹子一样。

迟脉、寒脉、缓脉和结脉多与气滞或癖块有关。

涩脉由于血少、气滞。

伏脉与积聚、濡脉不足有关。

弱脉与筋痿、精气不足相关。

解说

　　龚廷贤先生这段话介绍了中医脉学中的"八里"脉象，这是与里证有关的脉象，分别是微、沉、缓、涩、迟、伏、濡、弱。这些脉象主要表现为病邪深入体内或气血不足的状态，并且每一种脉象都有其具体的病理意义。以下是详细解释：

1. 微者如有又如无也

- **微脉**：脉象非常细弱，几乎感觉不到，像有时有、有时无一样。这种脉象提示患者的元气严重虚弱，气血不足。
- **病理意义**：微脉多见于体质极度虚弱的患者，通常提示气血大亏，元气耗竭。

2. 沉者举无按有余也

- **沉脉**：轻按时几乎感觉不到，只有在深按时才能感知，脉象显得深沉。这种脉象提示病邪深入体内，通常与里证相关。
- **病理意义**：沉脉多见于里证，常提示病邪深藏于脏腑，可能与寒邪、湿邪有关。

3. 迟缓息间三度至也

- **迟脉**：脉搏跳动比正常慢，脉搏每次跳动之间的时间间隔较长，呼吸三次，脉搏才跳动一个完整的周期。这种脉象多见于寒证或阳气不足。

- **病理意义**：迟脉提示体内寒邪较盛或阳气不足，通常见于寒性体质或阳虚病症。

4. 濡者散止细仍虚也

- **濡脉**：脉象非常软弱，细而虚，轻按就能感觉到，但压力稍大就会消失。这种脉象通常见于气血虚弱或湿邪困扰。

- **病理意义**：濡脉提示气血两虚或湿邪内侵，患者体质虚弱，抵抗力低下。

5. 伏者切骨沉相类也

- **伏脉**：脉象非常深沉，甚至需要按到骨头才能感觉到。这种脉象常提示体内有积聚，或病邪内伏。

- **病理意义**：伏脉提示体内有痰饮、积聚，或病邪深藏于脏腑，常见于严重的实证或痰湿内阻。

6. 弱者沉微指下图也

- **弱脉**：脉象沉而微弱，只有在深按时才能感觉到，而且脉搏很弱。这种脉象提示气血虚弱，元气不足。

- **病理意义**：弱脉常见于气血虚弱、筋痿或身体极度虚弱的状态，表示患者精气大亏，体力不支。

7. 涩者如刀轻刮竹也

- **涩脉**：脉象不流畅，像轻轻用刀刮竹子一样粗糙、阻滞。这种脉象常提示气滞血瘀或血虚。

- **病理意义**：涩脉多见于气滞、血瘀，或气血两虚的情况，表示血液运行不畅，气机阻滞。

8. 迟寒缓结微为痞也

- **迟缓脉**：脉搏慢且间隔较长，这种脉象与寒证有关。当脉搏出现缓慢和结滞时，提示内部有寒积或气机阻滞，可能导致脾胃功能失调，形成痞证。

- **病理意义**：这种脉象多见于寒邪内滞，脾胃功能失调或胃肠气滞，常见于消化不良或胃肠痞塞。

9. 涩因血少沉气滞也

- **涩脉**是由于血液不足或气滞血瘀引起的，血少使血液运行不顺，气滞则导致气机阻滞。

- **病理意义**：涩脉多提示气滞血瘀，或血液虚弱，气血运行不畅的病理状态。

10. 伏为积聚濡不足也

- **伏脉**通常表示体内有积聚，并且濡弱不通，可能是因为痰湿或寒邪内伏，导致身体出现严重的气血运行不畅。

- **病理意义**：伏脉提示体内有寒邪或痰湿积聚，导致气血不能顺利运行。

11. 弱则筋痿少精气也

- **弱脉**提示身体非常虚弱，尤其是在气血亏损的情况下，精气不足导致筋痿（四肢无力、萎靡不振）。

- **病理意义**：弱脉提示精气亏虚，筋脉萎缩，常见于严重的气血亏虚或慢性病患者。

这段话介绍了八种脉象，主要与体内气血不足、寒邪内侵、病邪内伏等病理状况有关。这些脉象能够帮助中医诊断患者的气血状况、寒热虚实以及病邪的深浅程度。例如，微脉、沉脉、迟脉多提示气血虚弱或寒证；伏脉、涩脉则反映病邪深入脏腑，气滞血瘀。

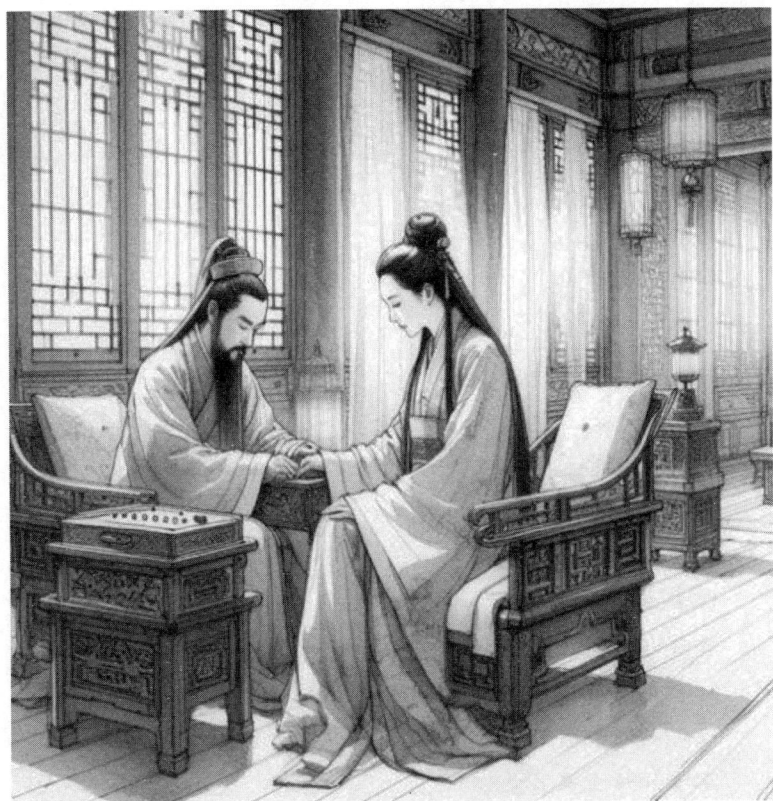

九　道

九道者，长、短、虚、促、结、代、牢、动、细也。

长者流利通三部也。

短者本部不及细也。

促者来数急促歇也。

虚者迟大无力软也。

结者时止而迟缓也。

代者不还真可吁也。

牢者如弦沉更实也。

动者鼓动无定居也。

细者曶有但如线也。

长为阳毒三焦热也。

短气壅郁未得倡也。

促阳气拘时兼滞也。

虚为血少热生惊也。

代主气耗细气少也。

牢气满急时主疼也。

结主积气闷兼痛也。

动是虚劳血痢崩也。

白话翻译

九道脉象包括长脉、短脉、虚脉、促脉、结脉、代脉、牢脉、动脉和细脉。

长脉流畅且通过三部。

短脉无法延伸到所需部位，脉细。

促脉急促中间间断。

虚脉迟大无力且软弱。

结脉是间断且缓慢的。

代脉有时无法恢复正常。

牢脉如弦般沉实。

动脉无定向且频繁鼓动。

细脉虽有但非常细如线。

长脉代表阳毒和三焦的热。

短脉表示气郁阻塞。

促脉说明阳气阻塞且有滞阻。

虚脉表示血少且热引发惊恐。

代脉表示气耗尽，气息微弱。

牢脉显示气胀且疼痛。

结脉反映积聚的气，伴随闷痛。

动脉表示虚劳、痢疾或大出血。

解说

龚廷贤先生这段话介绍了中医脉学中的"九道脉象"，即长、短、虚、促、结、代、牢、动、细等脉象。这些脉象分别反映了不同的病理状况，如气血不足、气机阻滞、阳气过盛等。每一种脉象都有对应的病邪意义，以下是详细的解释：

1. 长者流利通三部也

- **长脉**：脉象长且流利，贯通寸、关、尺三部，表示气血运行通畅。这种脉象提示阳气旺盛，身体内部气血充盈。

- **病理意义**：长脉提示阳气亢盛，多见于三焦火热旺盛的情况，可能与阳热或火邪有关。

2. 短者本部不及细也

- **短脉**：脉象短促，不及正常的长度，并且较细。这种脉象提示气机不畅，气血运行受阻。

- **病理意义**：短脉提示气滞，气壅郁未得宣泄，可能与气机郁滞或气虚有关。

3. 促者来数急促歇也

- **促脉**：脉搏跳动快速，且不规则，中间有停顿。这种脉象提示体内气血运行失调，常与气滞、血瘀或热邪内侵有关。

- **病理意义**：促脉提示阳气受阻，并且伴有气滞血瘀，可能是内热或实邪过盛所致。

4. 虚者迟大无力软也

- **虚脉**：脉象迟缓且大，没有力量，脉搏软弱无力。这种脉象提示气血虚弱，元气不足。

- **病理意义**：虚脉提示气血两虚，常见于身体虚弱或气血不足的患者，可能伴有血少或惊悸症状。

5. 结者时止而迟缓也

- **结脉**：脉搏跳动缓慢且有停顿，跳动间隔不规则。这种脉象提示气滞血瘀，或者内寒凝滞，气血运行受阻。

- **病理意义**：结脉提示气滞血瘀，可能伴有气机阻滞、痰湿、寒凝的情况，常见于疼痛或闷气。

6. 代者不还真可吁也

- **代脉**：脉搏中有不规则的停顿，间隔不均匀，脉搏无力。这种脉象提示体内气机大衰，气血运行极度不畅。

- **病理意义**：代脉提示气耗损严重，元气亏损，气血不畅，患者精气大亏，生命体征危急。

7. 牢者如弦沉更实也

- **牢脉**：脉象如弦般坚实，且沉按才能感知。这种脉象常提示体内有实邪，气机阻滞或寒邪内盛。
- **病理意义**：牢脉提示气满血瘀，常见于疼痛或内部的实邪积聚，尤其是寒邪深伏于体内的情况。

8. 动者鼓动无定居也

- **动脉**：脉象跳动不稳定，无固定的脉位，且来去迅速。这种脉象常见于身体虚弱，尤其是气血不足或虚劳导致的病症。
- **病理意义**：动脉提示虚劳，常见于血虚、崩漏、痢疾等虚损病症，气血不足导致的气机失调。

9. 细者虽有但如线也

- **细脉**：脉象细如丝线，虽然存在但非常微弱。这种脉象提示气血虚弱，血液不足，通常见于气血两虚或阴虚的病症。
- **病理意义**：细脉提示气血亏虚，血液不足，元气虚弱，可能是慢性病或体质虚弱的表现。

病理分析：

- **长脉**常见于阳气亢盛、火邪过旺。
- **短脉**提示气滞不畅。
- **促脉**与内热、气滞血瘀相关。
- **虚脉**多见于气血不足。
- **结脉**提示气滞、血瘀或寒凝。
- **代脉**代表元气大衰，气血严重不调。
- **牢脉**反映内有实邪，寒气深伏。
- **动脉**见于气血不足或虚劳。
- **细脉**常见于气血两虚或阴虚体质。

六　死

六死者，雀啄、屋漏、弹石、解索、鱼翔、虾游也。

雀啄连来三五啄也。

屋漏半日一点落也。

弹石硬来寻即散也。

解索搭指即散乱也。

鱼翔似有亦似无也。

虾游静中跳一跃也。

六种脉象代表死亡，它们是雀啄脉、屋漏脉、弹石脉、解索脉、鱼翔脉和虾游脉。

雀啄脉像鸟啄食般连续三五下。

屋漏脉像水滴一点一点地滴落。

弹石脉像石头弹开后立即散去。

解索脉像绳子解开般散乱无规律。

鱼翔脉像鱼在水中游动，时有时无。

虾游脉像虾之游动，从静止开始突然跳动。

这段话介绍了中医脉学中所谓的"六死脉",即六种表示病情危重甚至致命的脉象。这些脉象分别是**雀啄**、**屋漏**、**弹石**、**解索**、**鱼翔**、**虾游**,每种脉象都具有特定的特征,通常提示患者生命垂危。以下是对每一种脉象的详细解释:

1. 雀啄脉

- **特征**:脉象跳动如鸟啄食般快速、短促,连续跳动三至五次后立即停顿,像麻雀啄食一样。
- **病理意义**:雀啄脉表示患者的脉搏极其不稳定,常提示生命垂危,可能是由于元气耗竭或心气大衰导致的急危状态。

2. 屋漏脉

- **特征**:脉搏间隔极长,像屋漏水一样,半天才落下一滴水,脉象极其稀疏、无力。
- **病理意义**:屋漏脉提示患者的气血严重亏损,生命力极弱,通常是气血已无法维持正常的生理功能,病情极为危急。

3. 弹石脉

- **特征**:脉象像弹石子一样,跳动突然且有力,但随后迅速消散,不持久。
- **病理意义**:弹石脉表示患者的脉搏虽然偶尔有力,但瞬间消失,提示元气极度虚弱,生命力即将枯竭,是急危状态的象征。

4. 解索脉

- **特征**:脉象像解开绳结一样,脉搏一按即散,完全无规律,脉象极为不稳定。
- **病理意义**:解索脉提示患者的气血运行已经完全失调,生命活动难以维持,通常是脏腑功能衰竭或气机大乱的危险征兆。

5. 鱼翔脉

- **特征**：脉搏时有时无，像鱼在水中游动一样，时隐时现，无法持续产生稳定的脉搏。

- **病理意义**：鱼翔脉提示患者的气机极度虚弱，生命力几乎消失，气血亏竭，患者处于极度虚脱状态，生命垂危。

6. 虾游脉

- **特征**：脉搏平静，但偶尔突然出现一跳，像虾在水中静止时突然跳跃一样，脉象不规律。

- **病理意义**：虾游脉表示患者的气血运行极不稳定，气机大乱，生命力濒临消失。这种脉象通常提示患者即将进入休克或心跳骤停的危险阶段。

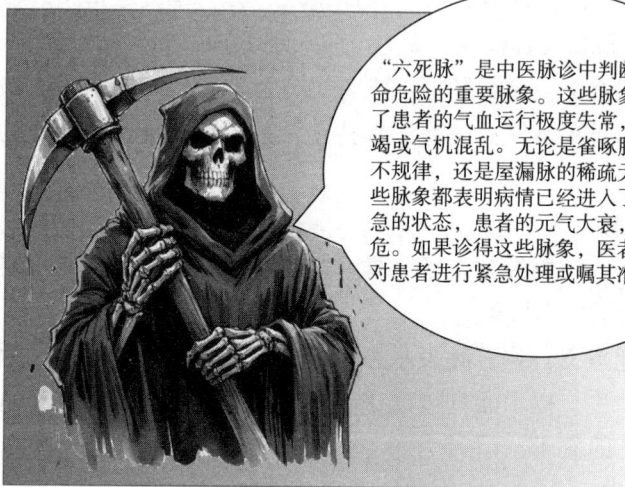

"六死脉"是中医脉诊中判断患者生命危险的重要脉象。这些脉象都显示了患者的气血运行极度失常，气血亏竭或气机混乱。无论是雀啄脉的短促不规律，还是屋漏脉的稀疏无力，这些脉象都表明病情已经进入了极为危急的状态，患者的元气大衰，生命垂危。如果诊得这些脉象，医者通常要对患者进行紧急处理或嘱其准备后事。

奇经八脉

原文

奇经八脉者，阳维、阴维、阳跷、阴跷、冲脉、任脉、督脉、带脉也。

阳维者为病，苦寒热也。

阴维者为病，苦心痛也。

阳跷者为病，阴缓而阳急也。

阴跷者为病，阳缓而阴急也。

冲之为病，气逆而里急也。

督之为病，脊强而厥冷也。

任之为病，其内苦结，男为七疝，女为瘕聚也。

带之为病，腹满腰胀，溶溶若坐水中也。

白话翻译

奇经八脉是指阳维脉、阴维脉、阳跷脉、阴跷脉、冲脉、任脉、督脉和带脉。

阳维脉病变的症状是寒热。

阴维脉病变的症状是心痛。

阳跷脉病变的症状是阴气松弛而阳气急迫。

阴跷脉病变的症状是阳气松缓而阴气急迫。

冲脉病变表现为气逆、里急。

督脉病变表现为脊椎僵硬且四肢冰冷。

任脉病变表现为内部有结块，男性表现为七疝，女性表现为瘕聚。

带脉病变表现为腹部胀满、腰部肿胀，感觉像坐在水中一样。

解说

1. 奇经八脉： 包括阳维脉、阴维脉、阳跷脉、阴跷脉、冲脉、任脉、督脉和带脉。这些经脉不同于十二正经，属于"奇经"，在经络系统中起着调节、补充气血的作用。

2. 阳维脉： 阳维脉是联系阳经的经脉。当阳维脉有病变时，主要表现为"苦寒热"，也就是寒热往来，身体的寒热不调，类似外感或疟疾的症状。

3. 阴维脉： 阴维脉是联系阴经的经脉。当阴维脉有病变时，主要表现为"苦心痛"，即心胸部位出现疼痛，这与心脏的问题相关。

4. 阳跷脉： 阳跷脉主要调节阳经的活动。当阳跷脉有病变时，表现为"阴缓而阳急"，即身体的阴面肌肉松弛，而阳面肌肉紧张，导致肢体活动不协调。

5. 阴跷脉： 阴跷脉调节阴经的活动。当阴跷脉有病变时，则相反，表现为"阳缓而阴急"，即阳面的肌肉松弛，阴面的肌肉紧张，影响肢体的正常活动。

6. 冲脉： 冲脉是"血海"，主气血。当冲脉有病变时，表现为"气逆而里急"，即气血运行不顺，可能会出现气逆、腹中急痛等症状。

7. 督脉： 督脉主阳气，贯穿脊椎。当督脉有病变时，表现为"脊强而厥冷"，即脊背僵硬、四肢冰冷等症状，这通常与阳气不足、寒证相关。

8. 任脉： 任脉主管人体的阴脉，与生殖、妇科相关。当任脉有病变时，表现为"内苦结，男为七疝，女为瘕聚"，即男性出现疝气，女性则可能有瘕聚（妇科疾病，如瘀血、囊肿）。

9. 带脉：带脉环绕腰腹，当带脉有病变时，表现为"腹满腰胀，溶溶若坐水中"，即腹部胀满，腰部沉重，感觉像坐在水中，这与水湿停滞相关。

【奇经八脉】
· 包括任脉、督脉、冲脉、带脉、阳维脉、阴维脉、阳跷脉、阴跷脉共八条经脉、所以又称"奇经八脉"
· 它们没有和脏腑直接联系
· 它们之间也没有表里配合
· 奇经八脉是调节气血运行的特殊通路，可起到补充十二经脉不足的作用
· 十二正经加上任脉、督脉，合称十四正经

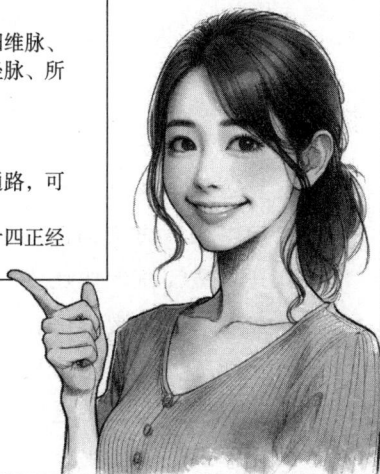

诸症脉象之宜忌

中风宜迟浮，忌急实也。

伤寒宜洪大，忌沉细也。

咳嗽宜浮濡，忌沉伏也。

腹胀宜浮大，忌虚小也。

下利宜微小，忌浮洪也。

狂疾宜实大，忌沉细也。

霍乱宜浮洪，忌微迟也。

消渴宜数大，忌虚小也。

水气宜浮大，忌沉细也。

鼻衄宜沉细，忌浮大也。

心腹疼痛宜沉细，忌浮大也。

上气浮肿宜浮滑，忌微细也。

头痛宜浮滑，忌短涩也。

喘急宜浮滑，忌涩脉也。

唾血宜沉弱，忌实大也。

金疮宜微细，忌紧数也。

中恶宜紧细，忌浮大也。

中毒宜数大，忌微细也。

吐血宜沉小，忌实大也。

肠澼宜沉迟，忌数疾也。
内伤宜弦紧，忌小弱也。
风痹宜虚濡，忌紧急也。
温病发热，忌微小也。
腹中有积，忌虚弱也。
病热，忌脉静也。
病泄，忌脉大也。
翻胃宜浮缓，忌沉涩也。
咳逆宜浮缓，忌弦急也。
诸气宜浮紧，忌虚弱也。
痞满宜滑脉，忌涩脉也。
妇人带下宜迟滑，忌虚浮也。

白话翻译

中风应该见到迟浮脉，忌见急实脉。
伤寒应该见到洪大脉，忌见沉细脉。
咳嗽应该见到浮濡脉，忌见沉伏脉。
腹胀应该见到浮大脉，忌见虚小脉。
腹泻应该见到微小脉，忌见浮洪脉。
狂疾应该见到实大脉，忌见沉细脉。
霍乱应该见到浮洪脉，忌见微迟脉。
消渴应该见到数大脉，忌见虚小脉。
水肿应该见到浮大脉，忌见沉细脉。
流鼻血应该见到沉细脉，忌见浮大脉。
心腹疼痛应该见到沉细脉，忌见浮大脉。
上气浮肿应该见到浮滑脉，忌见微细脉。
头痛应该见到浮滑脉，忌见短涩脉。
急促喘气应该见到浮滑脉，忌见涩脉。
吐血应该见到沉弱脉，忌见实大脉。

金疮应该见到微细脉，忌见紧数脉。

中恶应该见到紧细脉，忌见浮大脉。

中毒应该见到数大脉，忌见微细脉。

吐血应该见到沉小脉，忌见实大脉。

肠澼应该见到沉迟脉，忌见数疾脉。

内伤应该见到弦紧脉，忌见小弱脉。

风痹应该见到虚濡脉，忌见紧急脉。

温病发热时见微小脉不吉。

腹中有积聚时见虚弱脉不吉。

热病而脉静不吉。

腹泻而脉大不吉。

翻胃应该见到浮缓脉，忌见沉涩脉。

咳逆应该见到浮缓脉，忌见弦急脉。

各种气病应该见到浮紧脉，忌见虚弱脉。

痞满应该见到滑脉，忌见涩脉。

妇女带下应该见到迟滑脉，忌见虚浮脉。

注意：前述所谓"应该见到"某某脉象，是指疾病发作或初起时的常见脉象，代表疾病的一般性简单规律，八纲分明，诊断简单，按常规处理多能奏效，故而为吉为轻；但当脉象不符合常规时，则往往意味着疾病更加复杂多变甚至危重，虚实夹杂，阴阳逆乱，不但容易误诊，即使确诊亦难救治，故而为凶为重，所谓真热假寒、真寒假热、真虚假实、真实假虚，皆此类也。

解说

这一段比较直接，但有一些名词在中医学中的意义还需细加解释：

1. 中风

意义：中风一般指的是突发的半身不遂或言语不清，通常是由于风邪侵犯人体，导致气血运行不畅，影响到经络和脏腑。现代中医将中风与西医中的脑血管病变，如脑卒中、偏瘫等相类比。**出处**：《素问·风论》，"风者，百病之长也，虚邪贼风，避之有时"。当然，中医学中还有一些关于中风的表述，并不是脑血管病变，比如《伤寒论》中的桂枝汤，主治太阳中风表虚证，此处的中风其实就是受风寒后感冒，远不至半身不遂重症。而在《金匮要略·中风历节病脉证并治》里附录的小续命汤就是古代治疗脑血管病变的重要方剂。中医历经千年传承，其术语有时候有些混乱，但我们要抓其精义，不要执泥文字。在中国东北地区，脑血管病变（俗称中风）概率较高，与该地风寒较烈不无关系，而所谓伤寒太阳中风，看似表浅，但若迁延日久不愈，深入脏腑筋骨血脉经络，就可能导致严重的脑血管病变，从而影响人体正常功能，可见，两个中风的概念也并非泾渭分明。所以，对于中风的理解，不要简单机械浮浅，而应动态灵活深刻。

2. 霍乱

意义：霍乱在中医学中不是指现代医学的传染病霍乱，而是指突然发作的呕吐与泻痢症状交替出现，与饮食失调或寒暑外邪有关，发作急剧。

3. 水气

意义：水气是指水湿代谢异常，积于体内的病变，表现为浮肿、胀满、咳嗽、小便不利、头眩等，多与脾肾阳气不足，导致水湿停滞相关，与肺不能通调水道亦较多相关，其余脏腑，亦可相涉。水气积聚比较明显集中的，则可属于水肿病范畴。

4. 鼻衄

意义：鼻衄即是流鼻血，多与肺、胃或肝火上炎有关。中医认为这一般是由于火热扰动上焦，破损血络，导致血液从鼻窍外流。

5. 金疮

意义：金疮是指由金属器具（如刀剑）引起的外伤，主要指刺伤、割伤等外力致伤的创口，属于外科病症。

6. 中恶

意义：中恶是指突然昏厥或意识丧失，通常由于受邪气侵袭而引发的急性病症，属于突发性的急症，类似于民间所说中毒或中邪。其核心机理是气血运行的关键窍道被病邪突然阻塞，或者气血运行的正常秩序被病邪突然打乱。南方湿热密林，草木动物腐败后的瘴气害人，中者即倒，与此有些相似。

7. 肠癖

意义：肠癖指的是由于气滞、血瘀或痰湿阻滞于肠道，引起的腹部肿块或痛症，属于中医"癖积"的范畴，通常是长期消化系统的病变。

8. 翻胃

意义：翻胃是指胃失和降，胃气上逆所致的反胃、呕吐，通常与胃脘部胀满或饮食不消有关，属于消化系统的病症。

9. 痞满

意义：痞满是指胸腹部胀满、压痛，感觉不舒畅，但无明显肿块。中医认为这与脾胃功能失调有关，常见于饮食不节、气滞血瘀的情况。

病危之象

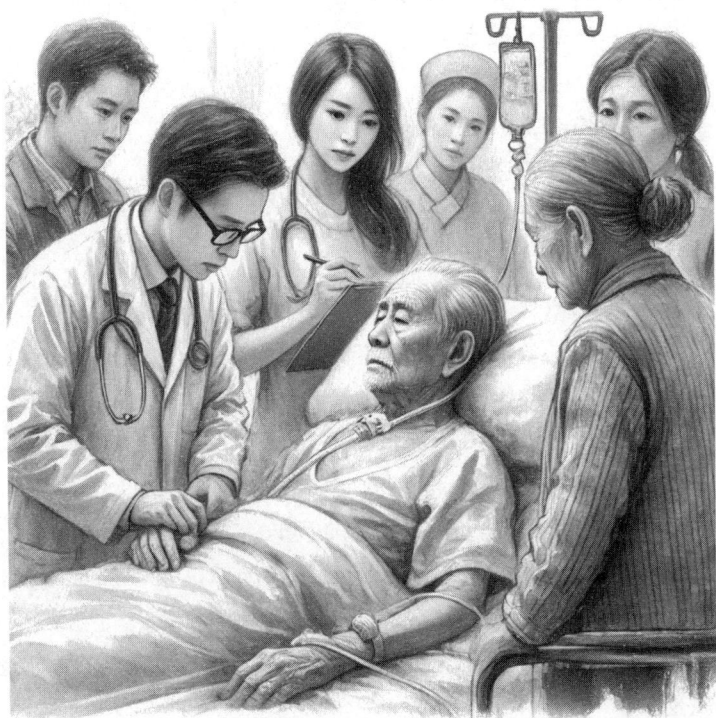

妇人妊娠宜洪大，忌沉细也。

产妇面赤舌青，母活子死也。

面青舌青沫出，母死子活也。

唇口俱青，子母俱死也。

妇人已产，宜小实，忌虚浮也。

妇人劳虚，右寸数者，死也。

鱼口气急者，死也。

循衣摸床者，死也。

口臭不可近者，死也。

面肿、色苍黑者，死也。

发直如麻者，死也。

遗尿不知者，死也。

舌卷卵缩者，死也。

眼目直视者，死也。

面无光者、牙根黑者，死也。

汗出身体不凉者，死也。

头面痛、卒视无所见者，死也。

黑色入耳、目、鼻，渐入口者，死也。

温病大热，脉细小者，死也。

人病脉不病者，名内虚也。

温病汗出不至足者，死也。

病若闭目不欲见人者，宜强急而长，忌浮短而涩也。

病若开目而渴，心下牢者，宜紧实而数，忌浮涩而微也。

病若吐血复衄血者，宜沉细，忌浮大而牢也。

病若谵言妄语，身当有热，脉宜洪大，忌手足厥逆，脉细而微也。

病若大腹而泄者，宜微细而涩，忌紧大而滑也。

白话翻译

孕妇的脉应该洪大，忌见沉细脉。

产妇面色红赤舌头青紫，母活子死。

如果面色青、舌头青并口中吐沫，母死子活。

若唇口发青，则母子皆死。

产后妇女的脉应该小而实，忌见虚浮脉。

若妇女因过度劳累脉象为右寸脉数，则表示将死。

鱼口呼吸急促者，将死。

摸索衣物或床铺者，将死。

口臭难以接近者，将死。

面肿且面色苍黑者，将死。

头发像乱麻一样直者，将死。

不自觉遗尿者，将死。

舌头卷缩，睾丸缩小者，将死。

双眼直视者，将死。

面色无光泽、牙根发黑者，将死。

汗出而身体却不凉者，将死。

头痛面痛且眼睛无法看到东西者，将死。

黑色斑点进入耳、目、鼻并逐渐进入口者，将死。

温病发热且脉象细小者，将死。

如果人已经生病，但脉象无病，称为内虚。

温病发热若汗不流到脚者，将死。

患者闭眼不愿见人者，应该见到强急且长的脉象，忌见浮短而涩的脉象。

患者开眼且口渴，并且心下部位坚硬者，应该见到紧实而数的脉象，忌见浮涩且微的脉象。

患者若吐血并流鼻血者，应该见到沉细脉，忌见浮大且牢的脉象。

患者若有谵妄言语且身体发热，应该见到洪大脉，忌见手足冰冷且脉象细微。

患者若有大腹泄泻，应该见到微细且涩的脉象，忌见紧大且滑的脉象。

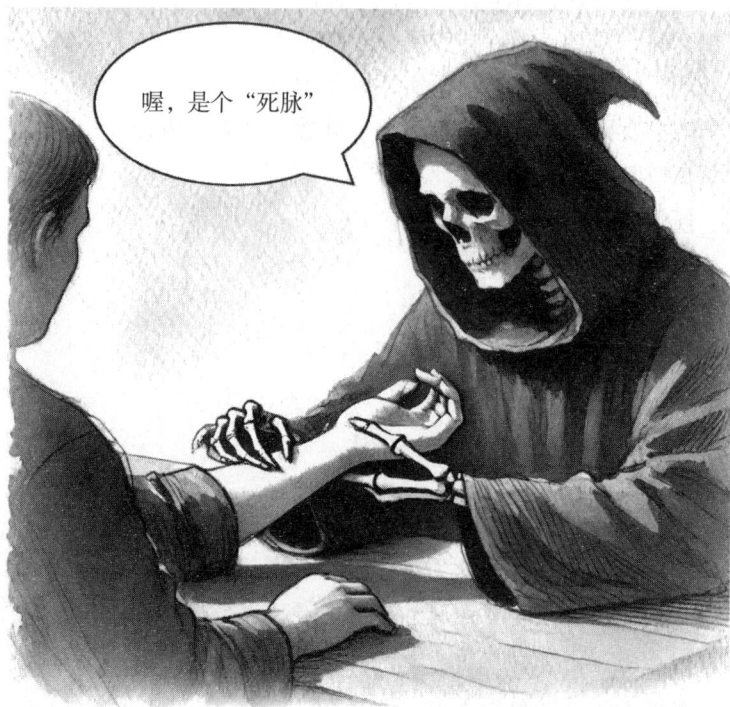

解说

列表清楚说明如下：

病、脉、证、机对应表

病症	脉象或结果	解释
妇人妊娠	宜洪大，忌沉细	妊娠妇女脉象应该洪大，沉细脉象为不正常
产妇面赤舌青	母活子死	产妇脸红舌头青，预示母亲生还但婴儿死亡

病症	脉象或结果	解释
面青舌青沫出	母死子活	产妇脸色青、舌青并且出现沫液，母亲死亡但婴儿存活
唇口俱青	子母俱死	唇口皆青，预示母子皆死亡
妇人已产	宜小实，忌虚浮	产后妇女脉象应该小实，虚浮脉象为不正常
死	妇人劳虚，右寸数	妇人因劳累虚弱，右寸脉数脉，预示死亡
死	鱼口气急	气息急促如鱼口状，预示死亡
死	循衣摸床	四处摸索，预示死亡
死	口臭不可近	口臭极大，难以接近，预示死亡
死	面肿、色苍黑	面色肿胀且呈苍黑，预示死亡
死	发直如麻	头发干直如麻，预示死亡
死	遗尿不知	无法控制排尿，预示死亡
死	舌卷卵缩	舌头卷曲，睾丸收缩，预示死亡
死	眼目直视	眼睛直视，无神，预示死亡
死	面无光、牙根黑	面无光泽，牙根黑色，预示死亡
死	汗出身体不凉	出汗但身体不凉，预示死亡
死	头面痛，卒视无所见	头面剧痛，突然失明，预示死亡
死	黑色入耳、目、鼻，渐入口	黑色气息逐渐进入耳、眼、鼻，最后进入口，预示死亡

续表

病症	脉象或结果	解释
死	温病大热，脉细小	患温热病，体温过高，脉细小，预示死亡
内虚	人病脉不病	患者有病但脉象正常，预示内虚症状
死	温病汗出不至足	患温病，出汗但未至足部，预示死亡
病若闭目不欲见人	宜强急而长，忌浮短而涩	患者闭目不愿见人，脉象应该强而急且长，浮短而涩为不吉
病若开目而渴，心下牢	宜紧实而数，忌浮涩而微	患者睁眼且感渴，心下坚硬，脉象应该紧实而数，浮涩微脉为不吉
病若吐血复衄血	宜沉细，忌浮大而牢	患者吐血后又流鼻血，脉象应该沉细，浮大牢脉为不吉
病若谵言妄语，身当有热	宜洪大，忌手足厥逆，脉细而微	患者谵妄言语，身体发热，脉象应洪大，手足冰冷且脉细微为不吉
病若大腹而泄	宜微细而涩，忌紧大而滑	患者大腹泻泄，脉象应该微细而涩，紧大滑脉为不吉

诸病所属脏腑

诸风掉眩者，皆属于肝也。

诸寒收引者，皆属于肾也。

诸湿肿满者，皆属于脾也。

诸痿喘呕者，皆属于胃也。

诸痛痒疮者，皆属于心也。

瘦脱形发热、脉坚急者，死也。

诸热瞀瘛，皆属于火，手少阳三焦经也。（瞀，昏也。瘛，跳动也。）

诸禁鼓栗，如丧神守，皆属于火，手少阴心经也。（禁，冷也。）

诸逆冲上，皆属于火，手厥阴心包络经也。

诸痉强直，皆属于湿，足太阳膀胱经也。

诸腹胀大，皆属于热，足太阴脾经也。

诸燥狂越，皆属于火，足阳明胃经也。

诸暴强直，皆属于风，足厥阴肝经也。

诸病有声，鼓之如鼓，皆属于热，手太阴肺经也。

诸病跗肿，酸疼惊骇，皆属于火，手阳明大肠经也。（跗肿，足皆肿也。）

诸转反戾，水液浑浊，皆属于热，手太阳小肠经也。

诸病水液，澄澈清冷，皆属于寒，足少阴肾经也。

诸呕吐酸，暴注下迫，皆属于热，足少阳胆经也。（暴注，卒然泻也。下迫，里急后重也。）

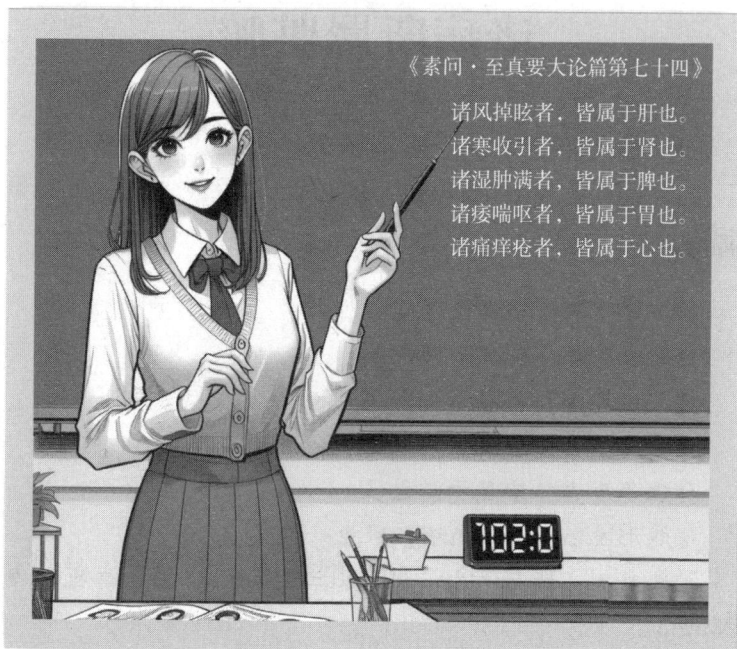

《素问·至真要大论篇第七十四》

诸风掉眩者，皆属于肝也。

诸寒收引者，皆属于肾也。

诸湿肿满者，皆属于脾也。

诸痿喘呕者，皆属于胃也。

诸痛痒疮者，皆属于心也。

白话翻译

各种因风引起的颤抖或眩晕，都属于肝。

各种因寒引起的紧缩或牵引，都属于肾。

各种因湿引起的水肿或胀满，都属于脾。

各种痿病、喘气或呕吐，都属于胃。

各种疼痛、瘙痒或疮疹，都属于心。

瘦削、发热且脉象坚急者，表示即将死亡。

各种因热引起的昏厥或抽搐，都属于火，与手少阳三焦经有关。（瞀指昏厥，瘛指抽搐。）

各种因寒冷引起的寒战，像失魂一样，属于火，与手少阴心经有关。

各种逆气上冲，都属于火，与手厥阴心包络经有关。

各种痉挛或肢体僵硬，都属于湿，与足太阳膀胱经有关。

各种腹胀或胀大，都属于热，与足太阴脾经有关。

各种因燥引起的狂躁，都属于火，与足阳明胃经有关。

各种突然的强直发作，都属于风，与足厥阴肝经有关。

各种病症中伴有声响，像敲鼓一样，属于热，与手太阴肺经有关。

各种足部肿胀、酸痛和惊骇，都属于火，与手阳明大肠经有关。（跗肿指的是脚部肿胀。）

各种反转或扭曲的动作，伴随着浑浊的水液，都属于热，与手太阳小肠经有关。

各种清冷的水液病症，都属于寒，与足少阴肾经有关。

各种呕吐酸水、突然腹泻或急迫感，都属于热，与足少阳胆经有关。

解说

以下是对本部分内容的整理，笔者也加上可能相关的方剂供大家参考。当然这只是大方向的初步方剂参考，还要在临床上随证加减或找更适合的方剂。

病、证、位、药对应表

病症	所属经络、脏腑及病性	说明	可能适用的方剂
各种因风引起的颤抖或眩晕	肝	由风引起的颤抖、眩晕症状，属于肝风内动	天麻钩藤饮、羚角钩藤汤

病症	所属经络、脏腑及病性	说明	可能适用的方剂
各种因寒引起的紧缩或牵引	肾	由寒冷引起的肌肉紧缩、牵引症状，属于肾阳虚	右归丸、肾气丸
各种因湿引起的水肿或胀满	脾	湿气引起的水肿或胀满感，与脾虚相关	五苓散、苓桂术甘汤
各种痿病、喘气或呕吐	胃	由胃引起的痿病、呼吸急促、呕吐症状	旋覆代赭汤、半夏泻心汤
各种疼痛、瘙痒或疮疹	心	由心脏引起的疼痛、瘙痒或皮肤病症	导赤散、清心莲子饮
瘦削、发热且脉象坚急	死亡征兆	瘦削且发热，伴随脉象坚急，预示即将死亡	无方可治，需急救
各种因热引起的昏厥或抽搐	火，手少阳三焦经	由热引起的昏厥、抽搐症状，与三焦经相关	泻心汤、黄连解毒汤
各种因寒冷引起的寒战，像失魂一样	火，手少阴心经	寒冷引起的寒战，类似失魂症状，与心经相关	四逆汤
各种逆气上冲	火，手厥阴心包络经	气逆上冲症状，属于心包经问题	旋覆代赭汤、桂枝加桂汤
各种痉挛或肢体僵硬	湿，足太阳膀胱经	痉挛或肢体僵硬，与膀胱经相关	羚角钩藤汤
各种腹胀或胀大	热，足太阴脾经	腹胀、胀大的症状，与脾经相关	四君子汤、理中汤
各种因燥引起的狂躁	火，足阳明胃经	燥热引起的狂躁症状，与胃经相关	白虎汤、大承气汤

病症	所属经络、脏腑及病性	说明	可能适用的方剂
各种突然的强直发作	风，足厥阴肝经	突然的强直发作，属于风证，与肝经相关	大定风珠
各种病症中伴有声响，像敲鼓一样	热，手太阴肺经	伴随声响的病症，属于肺经问题	麻杏石甘汤
各种足部肿胀、酸痛和惊骇	火，手阳明大肠经	足部肿胀、酸痛和惊骇症状，与大肠经相关	大承气汤
各种反转或扭曲的动作，伴随浑浊的水液	热，手太阳小肠经	反转或扭曲的动作伴随浑浊水液，属于小肠经	导赤散
各种清冷的水液病症	寒，足少阴肾经	清冷的水液相关病症，属于肾经问题	真武汤
各种呕吐酸水、突然腹泻或急迫感	热，足少阳胆经	呕吐酸水、腹泻或急迫感，与胆经相关	小柴胡汤、小半夏汤

注意：龚廷贤先生所著这部分内容源自《黄帝内经》病机十九条，加上先生自己的领悟，对于临床具有巨大指导价值，但是，也不能绝对化，须知临床千变万化，先贤论病机，只能论其常，后人临证之际，当灵于变。

虚实劳损

　　五虚者，脉细、皮寒、气少、泄利前后、饮食不入是也。（糜粥入胃，泄泻止则生。）

　　五实者，脉盛、皮热、腹胀、前后不通、闷瞀是也。（泻之，大小通利而得汗者生。）

　　五胜者，气盛则动，热胜则肿，燥胜则干，寒胜则浮，湿胜则濡泄也。

　　五恶者，心恶热，肺恶寒，肝恶风，脾恶湿，肾恶燥也。

　　六脱者，脱气、脱血、脱津、脱液、脱精、脱神也。

　　五劳者：

　　久视伤血，劳于心也。

　　久卧伤气，劳于肺也。

　　久坐伤肉，劳于脾也。

　　久立伤骨，劳于肾也。

　　久行伤筋，劳于肝也。

白话翻译

　　五种虚：脉细、皮肤寒冷、气虚、腹泻、饮食无法进入胃中。（如果糜粥入胃并止泻则可以活命。）

　　五种实：脉象强盛、皮肤发热、腹胀、前后不通、闷乱。（如果能够排泄通畅并出汗，则有生机。）

五种胜：气盛则动作不停，热盛则肿胀，燥盛则干燥，寒盛则浮肿或出现表证，湿盛则多泄。

五脏所恶（怕）：心怕热，肺怕寒，肝怕风，脾怕湿，肾怕干燥。

六种脱：气脱、血脱、津液脱、精液脱、神气脱。

五种劳损：

久视伤血，损害心。

久卧伤气，损害肺。

久坐伤肉，损害脾。

久站伤骨，损害肾。

久行伤筋，损害肝。

解说

龚廷贤先生在这里主要阐述了五虚、五实、五胜、五恶、六脱、五劳的概念，并说明了各种症状和病理状况的对应关系。原文出自《黄帝内经》中《灵枢·九针论》。

以下是对每一段的具体说明：

1. 五虚

- **脉象**：脉细。
- **症状**：皮肤寒冷、气虚、泄泻、饮食无法下咽。
- **解释**：五虚是指人体虚弱的状态，表现为脉象细弱，皮肤冰冷，气少无力，伴随泄泻、饮食不进。当人体变得虚弱时，甚至喝稀粥也难以消化。如果能够通过补养，止住泄泻，就可以恢复健康。

治疗提示：此类病症应以补虚为主，当泄泻停止后，患者就有可能康复。

2. 五实

- **脉象**：脉盛。

- **症状**：皮肤发热、腹胀、前后不通（便秘和小便不利）、闷热头昏。
- **解释**：五实是指体内实证过盛的情况，通常表现为脉象强盛，皮肤发热，腹部胀满，便秘或小便不通，并伴有闷热感和昏厥感。

治疗提示：对于实证的患者，应通过泻下法来疏通肠胃，使大小便通畅，并通过排汗来解表退热，患者即可生还。

3. 五胜

- **症状**：
  - 气盛则动。
  - 热胜则肿。
  - 燥胜则干。
  - 寒胜则浮。
  - 湿胜则濡泄。

- **解释**：五胜指的是五种病邪过盛，破坏了人体阴阳平衡，导致特定症状的出现：
  - 气过盛时，身体不安静、躁动。
  - 热过盛时，身体会肿胀。
  - 燥邪过盛时，身体会变得干燥。
  - 寒邪过盛时，身体浮肿或出现表证（如感冒初期的恶寒发热）。
  - 湿邪过盛时，身体出现湿濡和泄泻。

4. 五恶

- **症状**：
  - 心恶热。
  - 肺恶寒。
  - 肝恶风。
  - 脾恶湿。
  - 肾恶燥。

- **解释**：五恶指的是五脏对特定外邪的敏感性：
  - 心最怕热，心火过旺会导致心悸和神志不安。
  - 肺最怕寒，寒邪侵犯肺部会导致呼吸系统的问题。
  - 肝最怕风，肝风内动会引起头痛、眩晕或抽搐。
  - 脾最怕湿，脾湿会引起消化不良和水肿。
  - 肾最怕燥，肾燥会导致排尿不利和腰膝酸软。

5. 六脱

- **脱气、脱血、脱津、脱液、脱精、脱神。**
- **解释**：六脱是指人体在极度虚弱时，会出现六种关键生命物质的耗竭：
  - **脱气**：气虚，气息微弱。
  - **脱血**：失血过多，血虚。
  - **脱津**：津液亏损。
  - **脱液**：体液不足，出现脱水现象。
  - **脱精**：精气耗竭，肢体无力，性功能衰退。
  - **脱神**：神志失常，意识模糊。

6. 五劳

- **久视伤血，劳于心。**
- **久卧伤气，劳于肺。**
- **久坐伤肉，劳于脾。**
- **久立伤骨，劳于肾。**
- **久行伤筋，劳于肝。**
- **解释**：五劳指的是过度使用身体的不同部位导致的内脏损害：
  - **久视伤血，劳于心**：长时间用眼会耗损心血，损害心脏。
  - **久卧伤气，劳于肺**：长期躺卧会削弱气机，损伤肺部功能。
  - **久坐伤肉，劳于脾**：久坐会损害肌肉，影响脾的运化功能。

- ○ **久立伤骨，劳于肾**：久站会伤及骨骼，导致肾气不足。
- ○ **久行伤筋，劳于肝**：长时间行走会伤及筋脉，影响肝的疏泄功能。

这里详细描述了人体在虚实盛衰之间的变化，并指出五脏六腑对不同邪气的敏感性，以及不同劳动方式对脏腑的影响。五虚、五实、五胜、五恶、六脱、五劳是中医理论中对人体病理变化的总结，强调了保持脏腑平衡、气血调和的重要性。

情志内伤

尽力谋虑劳伤乎肝，应筋极也。

曲运神机劳伤乎脾，应肉极也。

意外过思劳伤乎心，应脉极也。

预事而忧劳伤乎肺，应气极也。

矜持志节劳伤乎肾，应骨极也。

白话翻译

过度谋划和思虑会劳损肝，对应于筋疲力竭。

过度运用精神会劳损脾，对应于肌肉疲乏。

过度思考意外之事会劳损心，对应于脉象虚弱。

过度担忧和忧愁会劳损肺，对应于气虚。

过度坚持志向和节操会劳损肾，对应于骨质虚弱。

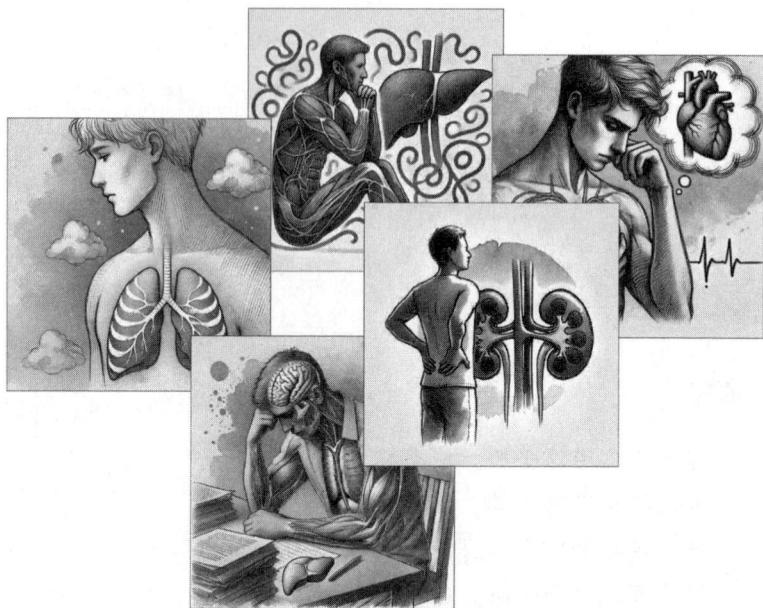

　　龚廷贤先生这段话阐述了中医学中不同精神活动与五脏之间的相互关系，以及过度的情志劳伤如何影响五脏和其对应的组织系统（筋、肉、脉、气、骨）。这是中医理论中"情志内伤"的观点，强调情志过度对人体健康的影响。

　　详细说明：

1. 尽力谋虑劳伤乎肝，应筋极也

- ○ **意思**：过度思考、谋划和焦虑会损伤肝脏，对应的是筋（肌腱、韧带）的损伤。

- ○ **解释**：肝主疏泄，管理情志调节，且主筋。长时间处于过度的谋虑、焦虑、劳心状态会损伤肝脏，导致筋络僵硬、抽搐、痉挛等问题。因此，保持心情舒畅、适度放松有助于保护肝脏和筋的健康。

2. 曲运神机劳伤乎脾，应肉极也

- ○ **意思**：过度使用心智（精神的运作）会损伤脾脏，对应的是肉体的疲劳。

- ○ **解释**：脾主运化，并且负责肌肉的健康。长时间的精神运作和思考会损伤脾的运化功能，导致气血不足，从而影响肌肉，使人感觉疲劳、乏力，甚至出现肌肉无力或萎缩。

3. 意外过思劳伤乎心，应脉极也

- ○ **意思**：过度的思虑、意念纷扰会损伤心脏，对应的是血脉的劳损（心血管系统的疲劳损伤）。

- ○ **解释**：心主血脉，负责推动血液的运行。过度的思虑和情感上的负担会导致心神不安，损害心脏的功能，使得血液运行不畅，最终影响到全身的脉象（脉搏）。长期如此可能引发心悸、失眠、心血不足等问题。

4. 预事而忧劳伤乎肺，应气极也

- ○ **意思**：过度的忧虑、担忧未来的事情会损伤肺脏，对应的是气的损耗。

- ○ **解释**：肺主气，负责气的生成和呼吸。过度的忧虑会导致肺气虚弱，气机不畅，从而引发气短、呼吸困难、倦怠等问题，这与"肺主气，气主呼吸"的观念相一致。

5. 矜持志节劳伤乎肾，应骨极也

- ○ **意思**：过度的坚持自己的意志和节操会损伤肾脏，对应的是骨骼的损伤。

- ○ **解释**：肾主骨，肾藏志，肾精是骨骼发育和健康的基础，也是意志得以坚定的基础。肾虚之人，其志不坚，但是，过犹不及，长时间抑制自己的情感或过度地坚持某些事情，这种功能的过度强化必然消耗相应的物质基础，也就是会导致肾气肾精耗损，从而影响到骨骼健康，使得骨质疏松、腰膝酸软等肾亏症状更加明显。对应到现实世界，那些对于日常生活中的鸡毛蒜皮过于执着的人，往往会出现一些身心问题，所以，人要放下执着才能减少烦恼。当然，对于积极的事业，还是应坚定追求，但也要适可而止，不要超过身体负担的极限。

总 结

这段话强调了情志过度对五脏的影响，并将每个脏腑的损伤与其所主的身体系统联系起来：

- **肝**：过度的谋虑损伤肝，影响筋。
- **脾**：过度的精神运作损伤脾，影响肉。
- **心**：过度的思虑损伤心，影响脉。
- **肺**：过度的忧虑损伤肺，影响气。
- **肾**：过度的志节损伤肾，影响骨。

这种情志与脏腑的关系，反映了中医对人体健康的整体观念，强调调节情志的重要性，以保护五脏的功能和身体的健康。

形 衰

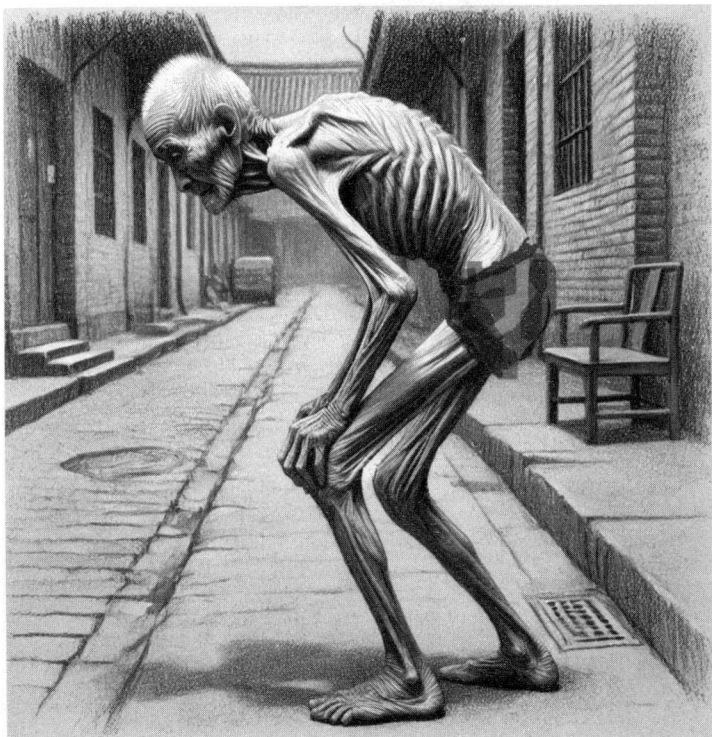

头者，精神之府。头倾视深，精神将脱也。

背者，胸中之府。背屈肩垂，腑将坏也。

腰者，肾之府。转摇不动，肾将惫也。

骨者，髓之府。不能久立，则振掉，骨将惫也。

膝者，筋之府。屈伸不能行，则偻伛，筋将惫也。

一损损于皮毛，皮聚而毛落也。

二损损于血脉，血脉虚少，不能荣于脏腑也。

三损损于肌肉，肌肉消瘦，饮食不能为肌肤也。

四损损于筋，筋缓不能自收持也。

五损损于骨，骨痿不能起于床也。

从上下者，骨痿不能起于床者，死也。

从下上者，皮聚而毛落者，死也。

肺主皮毛，损其肺者，益其气也。

心主血脉，损其心者，调其荣卫也。

脾主肌肉，损其脾者，调其饮食，适其寒温也。

肝主筋，损其筋者，缓其中也。

肾主骨，损其骨者，益其精也。

白话翻译

头是精神的府地。如果头向下垂，精神将脱离身体。

背是胸中器官的府地。如果背弯曲且肩垂下，腑脏将衰败。

腰是肾的府地。如果腰无法转动，肾脏将衰竭。

骨是骨髓的府地。如果无法久立且身体颤抖，骨骼将衰弱。

膝是筋的府地。如果屈伸无法行走，筋力将衰竭。

第一层次的损害是皮肤和毛发，皮肤干枯，毛发脱落。

第二层次的损害是血脉，血液虚少，无法滋养脏腑。

第三层次的损害是肌肉，肌肉消瘦，饮食无法滋养肌肤。

第四层次的损害是筋，筋无力无法收缩自如。

第五层次的损害是骨，骨骼衰弱无法离床。

损害从上而下者，骨骼衰弱无法离床，则为死亡征象。

损害从下而上者，皮肤干枯且毛发脱落，则为死亡征象。

肺掌管皮肤毛发，损害肺者需补益气。

心掌管血脉，损害心者需调理荣卫。

脾掌管肌肉，损害脾者需调整饮食，适应寒热。

肝掌管筋，损害肝者需放松筋力。

肾掌管骨骼，损害肾者需补益肾精。

解说

龚廷贤先生这三段话阐述了中医学中脏腑、筋骨与身体损伤的关系，并指出不同脏腑在人体健康中的重要性，以及损伤对应脏腑时应如何调理治疗。以下是对这三段话的详细解释：

1. 第一段：脏腑与身体姿态的关系

这段话将身体的姿态变化与对应的脏腑健康进行了对应，说明了头、背、腰、骨、膝这些部位的异常姿势与脏腑健康状况的关联。

- **头者，精神之府。头倾视深，精神将脱也。**
  - **解释**：头部是精神的府藏，若头部倾斜且视线深陷，预示着精气神衰弱，精神即将脱离，身体处于虚弱状态。
- **背者，胸中之府。背屈肩垂，腑将坏也。**
  - **解释**：背部与胸中的脏腑相关，若出现背部弯曲、肩膀下垂，则说明胸中的脏腑功能正在衰退，健康受损。
- **腰者，肾之府。转摇不动，肾将惫也。**
  - **解释**：腰是肾脏的府藏，若腰部无法灵活转动，说明肾气虚弱，肾脏的功能正在衰竭。
- **骨者，髓之府。不能久立，则振掉，骨将惫也。**
  - **解释**：骨骼是髓液的府藏，若无法久立且身体发抖，则说明骨髓亏损，骨骼的功能衰退。

- **膝者，筋之府。屈伸不能行，则偻俯，筋将惫也。**
  - ○ **解释**：膝盖是筋的府藏，若膝盖无法屈伸、行走困难，则说明筋脉虚弱，筋的功能受到损伤。

2. 第二段：五损与身体不同层面的关系

这段话详细描述了人体五个层面受损的情况，从皮毛、血脉、肌肉、筋到骨，逐步解释损伤的表现和影响。

- **一损损于皮毛，皮聚而毛落也。**
  - ○ **解释**：第一层损伤是皮毛，损伤皮肤会导致皮肤皱缩，毛发脱落，皮肤失去润泽。
- **二损损于血脉，血脉虚少，不能荣于脏腑也。**
  - ○ **解释**：第二层损伤是血脉，损伤血脉导致血虚，血液无法滋养脏腑，导致全身气血不足。
- **三损损于肌肉，肌肉消瘦，饮食不能为肌肤也。**
  - ○ **解释**：第三层损伤是肌肉，损伤肌肉会导致肌肉消瘦，无法吸收饮食来滋养身体，肌肤枯瘦。
- **四损损于筋，筋缓不能自收持也。**
  - ○ **解释**：第四层损伤是筋，损伤筋脉会导致筋腱松弛，无法正常收缩和支撑身体。
- **五损损于骨，骨痿不能起于床也。**
  - ○ **解释**：第五层损伤是骨骼，损伤骨骼会导致骨痿，无法从床上站起来，骨骼失去支撑力量。

3. 第三段：脏腑损伤与对应的治疗方法

这段话总结了不同脏腑受损时的症状及治疗原则，并指出了如何针对脏腑的损伤进行调理。

- **从上下者，骨痿不能起于床者，死也；从下上者，皮聚而毛落者，死也。**
  - ○ **解释**：若损伤从上往下蔓延，导致骨痿，无法起床，则预示死亡。若损伤从下往上蔓延，导致皮肤皱缩、毛发脱落，也预示死亡。

- 肺主皮毛，损其肺者，益其气也。
  - **解释**：肺主宰皮毛，损伤肺部会导致皮毛受损，治疗应该补充气，调理肺气。
- 心主血脉，损其心者，调其荣卫也。
  - **解释**：心主血脉，损伤心脏会导致血脉失常，治疗应该调理荣卫（气血的运行）。
- 脾主肌肉，损其脾者，调其饮食，适其寒温也。
  - **解释**：脾主肌肉，损伤脾会导致肌肉消瘦，治疗应该调节饮食，适应寒热。
- 肝主筋，损其筋者，缓其中也。
  - **解释**：肝主筋，损伤肝会导致筋脉松弛，治疗应该舒缓筋脉。
- 肾主骨，损其骨者，益其精也。
  - **解释**：肾主骨，损伤肾会导致骨骼虚弱，治疗应该补益肾精，以强健骨骼。

五脏之伤

忧愁思虑，则伤心也。

形寒饮冷，则伤肺也。

恚怒气逆，则伤肝也。

饮食劳倦，则伤脾也。

坐湿入水，则伤肾也。

白话翻译

忧愁和过度思虑会伤害心脏。

受寒或饮冷会伤害肺脏。

愤怒和气逆会伤害肝脏。

饮食不当和过度劳累会伤害脾脏。

长时间坐在湿地或水中会伤害肾脏。

解说

龚廷贤先生这段话阐述了中医学中情志、生活习惯与五脏六腑之间的相互影响，具体描述了不同情绪、外界环境与饮食习惯对心、肺、肝、脾、肾的损害。以下是对这段话的详细解释：

1. 忧愁思虑，则伤心也

- **解释**：过度的忧愁和思虑会损伤心脏。中医认为心主神明，负责情志的调节。忧虑过度会导致心气虚弱，从而引发心悸、失眠、胸闷等症状。

- **影响**：心脏受到损伤后，容易引发气血运行不畅，影响整体的精神状态和睡眠质量。因此，保持心情舒畅，减少过度思虑，有助于保护心脏健康。

2. 形寒饮冷，则伤肺也

- **解释**：外界寒冷和过度饮用冷饮会损伤肺脏。中医认为"肺主气、司呼吸"，并且肺主皮毛，负责调节人体的抵抗力。当身体受寒或大量饮冷水时，会导致肺气闭塞，呼吸系统易受到损害，表现为咳嗽、喘息、痰多等症状。

- **影响**：寒冷伤肺，会削弱人体的防御能力，易导致感冒、咳嗽、呼吸系统疾病。因此，应注意保暖、适当饮食，避免过多的冷饮和寒冷的环境。

3. 恚怒气逆，则伤肝也

- **解释**：过度的愤怒会损伤肝脏。中医认为"肝主疏泄"，负责调节气机的运行。当人情绪激动、发怒时，肝气容易上逆，导致肝气郁结，表现为头痛、眩晕、面红耳赤，甚至影响消化系统。

- **影响**：愤怒过度会导致肝气不畅，进而影响脾胃的运化功能，引发食欲不振、消化不良等问题。因此，保持情绪稳定、减少发怒，对肝脏健康至关重要。

4. 饮食劳倦，则伤脾也

- **解释**：饮食不节制和过度劳累会损伤脾脏。中医认为"脾主运化"，负责消化吸收和气血的生成。过度饮食或不良饮食习惯会使脾的运化功能失调，导致消化不良、胀气、食欲不振等症状；而过度劳累则会损耗脾气，进一步削弱消化功能。

- **影响**：脾受损后，人体的消化功能会下降，气血不足，导致全身乏力、精神不振。因此，饮食应适量、规律，并避免过度劳累，保持适当的生活节奏。

5. 坐湿入水，则伤肾也

- **解释**：长时间坐在湿地或进入冷水中，会损伤肾脏。中医认为"肾主藏精，司水液"，肾脏与水液代谢密切相关。长期处于湿冷的环境中，会导致肾阳虚，表现为腰膝酸软、怕冷、尿频等症状。

- **影响**：湿冷伤肾，会削弱人体的温阳功能，导致体内寒湿困滞。因此，应注意避免长时间接触湿冷环境，保护肾脏，保持身体的温暖干燥。

这段话强调了情志、饮食、环境等外界因素对五脏的损伤影响，强调保持情绪平稳、注意饮食规律、避免过度劳累和寒冷环境，对于维护心、肺、肝、脾、肾的健康具有重要作用。

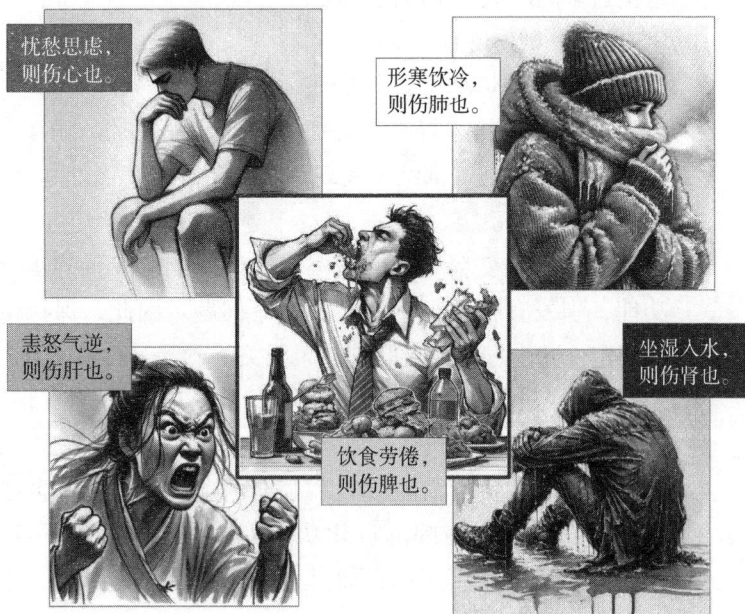

忧愁思虑，则伤心也。

形寒饮冷，则伤肺也。

恚怒气逆，则伤肝也。

饮食劳倦，则伤脾也。

坐湿入水，则伤肾也。

极则变

亢则害，承乃制也。

寒极则生热也。

热极则生寒也。

木极而似金也。

火极而似水也。

土极而似木也。

金极而似火也。

水极而似土也。

白话翻译

过度亢盛会造成伤害，应该以平衡制约。

寒到极点会转为热。

热到极点会转为寒。

木到极点会像金。

火到极点会像水。

土到极点会像木。

金到极点会像火。

水到极点会像土。

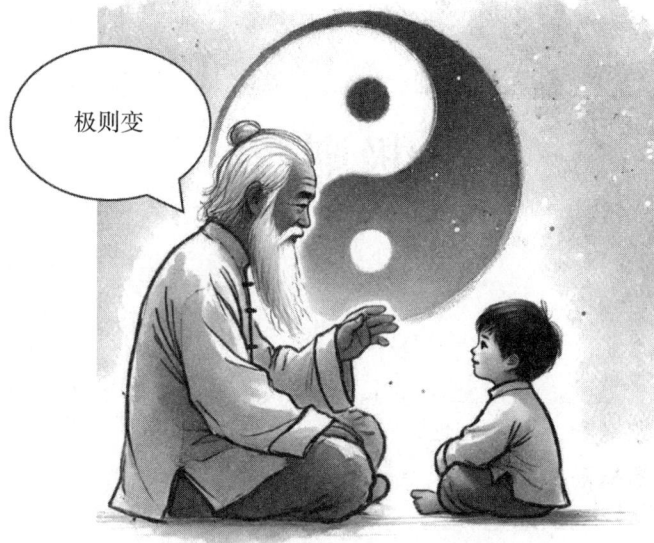

极则变

解说

　　龚廷贤先生这段话反映了中医学"五行相生相克"的理论，具体描述了当事物的某一层面极端化时，会导致相反的结果，并指出五行在极端情况下，会出现似乎与本质相反的特征。以下是对这段话的详细解释：

1. 亢则害，承乃制也

- **解释**：亢是指过度或极端，当一个因素过于旺盛或极端时，会造成危害。承乃制是指通过相互制约来保持平衡。
- **心法**：当某一因素过度增强时，就会破坏平衡并导致疾病。相反，健康的身体会依靠相互制约来保持内在的平衡。这也是"五行相克"的具体体现，强调制约在维持健康中的作用。

2. 寒极则生热也

- **解释**：寒到极点时，会引发热的出现。

- **心法**：这表现了"物极必反"的观点，当寒冷到达极点时，身体会产生反应，转变成热的症状，例如在寒冷环境中，人体可能因为寒气侵入而发烧。

3. 热极则生寒也

- **解释**：热到极点时，反而会引发寒的出现。
- **心法**：这同样体现了"物极必反"的原则，过度的热会导致寒证的产生，例如长期的高热可能会导致虚寒，身体反而会感到寒冷。

4. 木极而似金也

- **解释**：木属性极度旺盛时，会表现出类似金属性的一些特征。
- **心法**：五行中，木属于生长、发展的特性，但当木的力量达到极限时，会出现类似金的特性，如刚硬、收敛等，与其原有的柔和、生发特性相反。

5. 火极而似水也

- **解释**：火属性极度旺盛时，会表现出类似水的一些特征。
- **心法**：火属于热、动的特性，但当火的力量过于强盛时，反而会导致虚寒的状态，与水的冷静、柔润特性相似。

6. 土极而似木也

- **解释**：土属性极度旺盛时，会表现出类似木的一些特征。
- **心法**：土代表稳定与滋养，但当土的力量达到极限时，会呈现出类似木的生长、扩张特征，似乎由静变动。

7. 金极而似火也

- **解释**：金属性极度旺盛时，会表现出类似火的一些特征。
- **心法**：金代表收敛、刚硬，当金属性过于强烈时，反而会引发动荡、发热，呈现出与火相似的特征。

8. 水极而似土也

- **解释**：水属性极度旺盛时，会表现出类似土的一些特征。

- **心法**：水代表柔顺、流动，但当水的力量过于强盛时，反而会变得像土一样，呈现出沉重、静止的特征，从而丧失了水的流动性。

这段话总体上强调了"物极必反"的思想，无论是自然界的现象，还是人体内部的变化，当事物达到极限时，往往会向相反的方向发展，并呈现出与原本属性不同的特征。在五行学说中，这种变化体现了动态平衡的原则，也反映了阴阳转化的观念。在中医理论中，这种观念可以用来理解病情的变化以及如何通过调理来恢复平衡。

五　郁

五郁者，泄、折、达、发、夺也。
木郁达之谓吐之，令其条达也。
火郁发之谓汗之，令其疏散也。
土郁夺之谓下之，令无壅滞也。
金郁泄之谓渗泄，解表利小便也。
水郁折之谓抑之，制其冲逆也。

白话翻译

五种郁滞是：泄、折、达、发、夺。
木郁可用吐法使之通达。
火郁可用发汗法使之散开。
土郁可用泻法使其不再阻滞。
金郁可用渗泄法以解表并利尿。
水郁可用抑制法以控制其冲逆。

解说

五郁是指五行（木、火、土、金、水）对应的郁滞情况，当气机不畅、功能失调时，会产生郁滞。这五种郁滞的治疗方法分别是泄、折、达、发、夺，每个五行的郁滞都有其特定的治疗原则。当人体的五行气机发生郁滞时，必须通过不同的方法来调节和疏通，以达到气机的正常运行和身体的健康。

以下是笔者整理的表解：

五行之郁处理法

五行之郁	解法	临床操作	欲达成果	解说
木郁	达之	吐之	令其条达也	当木属性出现郁滞时，治疗的方法是"吐"，让其条达、疏通。木行主生发，条达，当肝气郁结时，会出现情绪压抑、气机不畅等情况。通过让患者适当呕吐，可以达到疏通木气、条达肝气的效果
火郁	发之	汗之	令其疏散也	火郁的治疗方法是"发"，即通过发汗等方法来疏散体内的热。火属于热、动，当火郁滞时，会出现热郁在内、无法外散的情况。通过发汗等方法，可以把体内的热散发出去，达到平衡
土郁	夺之	下之	令无壅滞也	土郁的治疗方法是"夺"，即通过泻下的方法来解除郁滞。土对应脾胃，负责运化和消化，当土郁滞时，消化系统容易出现积滞、便秘等症状。通过泻下法可以清除体内的积滞，避免壅塞
金郁	泄之	渗泄	解表利小便也	金郁的治疗方法是"泄"，即通过渗泄来解表，利尿。金属肺与大肠，当金郁滞时，体内的气机不畅，水湿滞留，可能会出现呼吸不畅、排便不通或水肿的情况。通过渗泄小便，可以促进水液代谢，解决郁滞
水郁	折之	抑之	制其冲逆也	水郁的治疗方法是"折"，即抑制过度的水气上逆。水属肾，当水郁滞时，肾的气机失调，可能会出现水气上逆、冲气逆行等现象，表现为呕吐、反胃等症状。治疗方法是抑制水气的上逆，使气机下降，水液代谢正常

注意：经文只是原则性指导，不完全等于临床操作。

肝郁之治，吐法所用较少，大部分还是疏肝柔肝、活血养血、利水解毒、理气健脾、开痞消胀等常规操作。

火郁虽可发之，但也要斟酌火之大小、郁之深浅、具体分布、是否兼夹痰湿瘀血等，不可机械辛温发汗，很多时候也需要寒热并用，清发透滋并举。历史上温病派的兴起，就和当时流行机械运用伤寒辛温汗法有很大关系，阴分幽隐深固伏藏之火，当徐徐透发，既不可过用寒凉闭火，也不可贸用辛温希求速汗而解。

所谓土郁下之，也并非机械使用承气类苦寒通下，而是要细审虚实表里，凡养血滋阴、温阳益气、健脾补肾，甚至解表开窍，在某些时候，皆可助下，其实，伤寒诸方早有暗示，只惜学人不细察。

金水之郁，意皆仿此，不再赘言。五行之郁还可交叉互藏，进一步增加临床难度，遇此更不可机械搬书治病。总之一句话，明察阴阳，圆机活法。

误下、吐、汗之过

原文

心下逆满者，下之过也。

气上冲胸，起则眩晕者，吐之过也。

肉瞤筋惕，足蜷恶寒者，汗之过也。

白话翻译

若心下逆气满溢，这是过度使用下法的结果。

若气逆上冲到胸口，起身时感觉头晕，这是过度使用吐法的结果。

若肌肉颤动、筋脉痉挛、脚蜷缩且感觉寒冷，这是过度使用发汗法的结果。

解说

龚廷贤先生的这段话讨论了不同治疗方法（泻下、催吐、发汗）过度使用后，导致的副作用，并说明这些治疗法应适量使用，否则会引发新的病变。以下是对这段话的详细解释：

1. 心下逆满者，下之过也

- **解释**：当出现"心下逆满"的症状，指的是腹部或胃部胀满，这是因为过度使用"下法"（泻下法）所导致的结果。

- **治疗法过度的影响**：下法是指通过泻下的方式排出体内积滞，通常用于治疗便秘、肠胃积滞等症状。然而，若下法使用过度，会导致正气亏损，气机失调，进而引发胃脘部的逆气上冲，出现心下胀满感。
- **小结**：泻下法过度使用会伤害胃气，导致气机不畅，出现胃脘部胀满、逆气的症状。因此，在使用下法时需谨慎，以免造成不良反应。

2. 气上冲胸，起则眩晕者，吐之过也

- **解释**：当气机上冲到胸部，导致胸闷不适，并且起身时感到眩晕，这是由于过度使用"吐法"所引起的结果。
- **治疗法过度的影响**：吐法是通过催吐的方法排出体内有害物质，通常用于清除痰浊或食物积滞等症状。然而，过度催吐会损伤中气，导致气机上逆，从而引发胸部闷压感及眩晕等症状。
- **小结**：催吐法过度使用会损伤中气，导致气机紊乱，出现气上冲胸、胸闷和眩晕等不适症状。因此，使用吐法时要适度，避免伤及正气。

3. 肉瞤筋惕，足蜷恶寒者，汗之过也

- **解释**：当肌肉颤抖、筋脉痉挛，脚趾蜷缩并且感觉寒冷，这是因为过度使用"发汗法"所引起的结果。
- **治疗法过度的影响**：发汗法是通过促进排汗来驱逐外邪，通常用于治疗风寒表证。然而，若发汗过度，会导致津液耗损、卫气虚弱，进而引发肌肉抽动（肉瞤）、筋脉痉挛（筋惕），以及恶寒等症状。
- **小结**：过度发汗会耗损津液，导致气血不足、卫气虚弱，出现肌肉颤动、筋脉痉挛、怕冷等症状。因此，发汗法应当适度，以防过汗导致正气受损。

🖐 **龚廷贤先生的心法述要**

　　龚廷贤先生在这段话中强调了三种常用治疗法——下法、吐法、发汗法，言明过度使用后对身体可能造成的负面影响，他提醒医者，在使用这些治疗法时要注意分寸，适度施治，否则会损害患者的正气，反而加重病情。这体现了中医强调"调和"与"适度"的治疗原则。

诊断要点

脱阳者见鬼，气不守也。

脱阴者目盲，血不荣也。

重阳者狂，气并于阳也。

重阴者癫，血并于阴也。

气留而不行者，为气先病也。

血壅而不濡者，为血后病也。

五脏不和，则九窍不通也。

六腑不和，则流结为壅也。

手屈而不伸者，病在筋也。

手伸而不屈者，病在骨也。

瘛者，筋脉急而缩也。

疭者，筋脉缓而伸也。

搐搦者，手足牵引，一伸一缩也。

舌吐不收者，阳强也。

舌缩不能言者，阴强也。

白话翻译

阳气脱失的人会出现白日见鬼等幻觉，因为气不守护身体，神志迷乱。

155

阴气脱失的人会眼盲，因为血液无法滋养眼睛。

阳气过盛的人会发狂，因为气过于集中于阳，则行为狂暴。

阴气过盛的人会疯癫，因为血过于集中于阴，则行为混乱。

气滞留而不流动，为气先病。

血壅塞而无法滋润，为血后病。

五脏不和，则九窍不通。

六腑不和，则流动的气结而壅塞。

手无法弯曲是因为筋病。

手无法伸直是因为骨病。

瘛症是筋脉急缩所致。

疭症是筋脉松弛延伸所致。

搐搦是指手足牵引，一伸一缩。

舌头伸出而无法收回，为阳气过强。

舌头缩回且无法说话，为阴气过强。

解说

这些是龚廷贤先生《万金一统述》中关于诊断的要点。以下是对每一部分的详细解释，并列出学习要点：

1. 脱阳者见鬼，气不守也

- **解释**：当阳气脱离身体时，人会出现"见鬼"的症状，这是由于气不固守导致精神恍惚。
- **学习要点**：阳气脱离身体，代表正气虚弱，导致精神失常、神志不清，这是一种严重的气虚状态。

2. 脱阴者目盲，血不荣也

- **解释**：当阴气脱离身体时，人会出现"目盲"的症状，这是由于血液不能滋养眼睛。
- **学习要点**：阴气脱离会导致血液不足，血不滋养眼睛，视力衰退甚至失明，表现为严重的血亏状态。

3. 重阳者狂，气并于阳也

- **解释**：当阳气过盛时，人会出现"狂症"，这是由于气机全部上行于阳位，导致精神亢奋、失控。
- **学习要点**：阳气过于旺盛会引起精神上的狂乱，表现为躁动不安、狂妄自大等。

4. 重阴者癫，血并于阴也

- **解释**：当阴气过盛时，人会出现"癫症"，这是由于血液全部滞于阴位，导致精神抑郁、内闭。
- **学习要点**：阴气过于旺盛会导致精神上的抑郁、闭塞，表现为情绪低落、内向抑郁等。

5. 气留而不行者，为气先病也

- **解释**：当气滞留不畅时，首先会出现气病，这是因为气的运行受阻。
- **学习要点**：气滞会引发身体的不适，表现为气滞血瘀、气郁胸闷等。

6. 血壅而不濡者，为血后病也

- **解释**：当血液瘀滞不能滋养身体时，会出现血病，这是由于血液运行不畅。
- **学习要点**：血瘀会导致血液无法滋养身体，出现疼痛、血脉不通等问题。

7. 五脏不和，则九窍不通也

- **解释**：当五脏失调时，身体的九窍（如眼、耳、口、鼻等）会不通畅，影响感官功能。
- **学习要点**：五脏失和会影响整体健康，导致感官功能障碍，如视听不灵、言语不清等。

8. 六腑不和，则流结为壅也

- **解释**：当六腑失调时，体内的流通（如气、血、津液）会壅塞，出现瘀结。
- **学习要点**：六腑失和会导致气机不畅，形成壅塞、积滞，影响正常代谢。

9. 手屈而不伸者，病在筋也

- **解释**：如果手臂屈曲不能伸展，病变在于筋脉，筋脉失去正常的柔软和收缩功能。
- **学习要点**：筋脉受损会影响四肢活动，导致手臂无法伸展。

10. 手伸而不屈者，病在骨也

- **解释**：如果手臂伸直不能弯曲，病变在于骨骼，骨骼功能受损。
- **学习要点**：骨骼病变会影响四肢的正常活动，导致手臂无法弯曲。

11. 瘛者，筋脉急而缩也

- **解释**：瘛是指筋脉紧张收缩，表现为痉挛。
- **学习要点**：筋脉的过度紧张会引发痉挛，通常表现为肢体的僵硬抽搐。

12. 疭者，筋脉缓而伸也

- **解释**：疭是指筋脉松弛伸展，表现为过度伸展而无力。
- **学习要点**：筋脉松弛会导致肢体无力，肌肉无法正常收缩。

13. 搐搦者，手足牵引，一伸一缩也

- **解释**：搐搦是指手足牵引，反复出现一伸一缩的痉挛。
- **学习要点**：搐搦表现为不自主的四肢抽动，可能与筋脉气血不通有关。

14. 舌吐不收者，阳强也

- **解释**：如果舌头外吐无法收回，表明阳气过强。
- **学习要点**：阳气过盛会导致舌头外露，无法正常收回，这是一种极端阳盛的表现。

15. 舌缩不能言者，阴强也

- **解释**：如果舌头缩回无法言语，表明阴气过强。
- **学习要点**：阴气过盛会导致舌头缩回，无法言语，这是一种极端阴盛的表现。

四季邪伤

原文

春伤于风，夏必飧泄也。

夏伤于暑，秋必痎疟也。

秋伤于湿，冬必咳嗽也。

冬伤于寒，春必温病也。

白话翻译

春天受风邪侵害，到夏天会引发消化不良和腹泻。

夏天受暑邪侵害，到秋天会引发痎疟病。

秋天受湿邪侵害，到冬天会引发咳嗽。

冬天受寒邪侵害，到春天会引发温病。

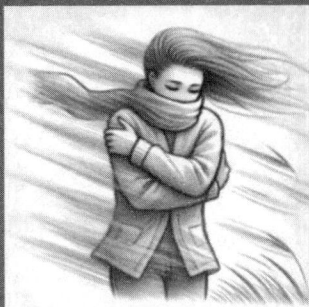

春伤于风

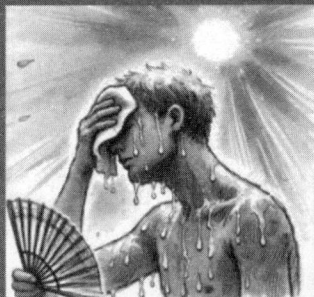

夏伤于暑

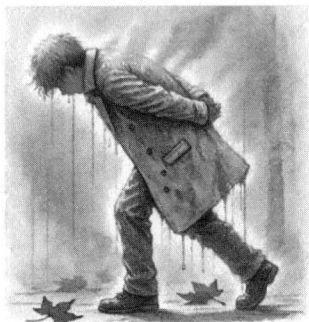

秋伤于湿

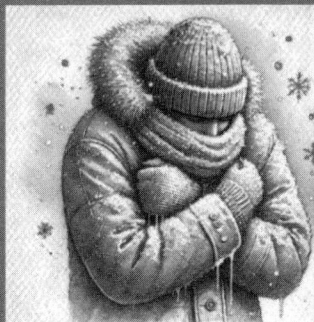

冬伤于寒

解说

这是引自《黄帝内经》之《素问·阴阳应象大论》："冬伤于寒，春必温病；春伤于风，夏生飧泄；夏伤于暑，秋必痎疟；秋伤于湿，冬生咳嗽。"

我们可以总结如下：

1. 春季风邪会损伤肝气，导致夏季脾胃不调，出现腹泻。

2. 夏季暑邪损伤阳气，影响气机，导致秋季寒热交替的疟疾。

3. 秋季湿邪困滞肺气，导致冬季咳嗽等呼吸系统疾病。

4. 冬季寒邪封闭阳气，到了春季寒邪化热，引发温病。

注意：这部分内容体现了病邪伤人后，未必立即发病，可以迁延伏藏日久，当遇到更加合适的内外界条件时，才集中暴发，体现了疾病发生发展的时间规律及复杂性。四季伏邪发病只是在一年之中，实际上，还可以涉及数年内甚至更长时期，总之，这是一种高阶思维，医者若能于此有所领悟，必当更上一层楼。

风之病

风者，百病之长也。

风痱者，谓四肢不收也。

偏枯者，谓半身不遂也。

风懿者，谓奄忽不知人也。

风痹者，谓诸痹类风状也。

瘫者，坦也，筋脉弛纵，坦然而不举也。

痪者，涣也，血气散漫，涣而不用也。

白话翻译

风是百病之源。

风痱是指四肢无法自如收放。

偏枯是指半边身体失去活动能力。

风懿是指忽然意识不清，无法辨认他人。

风痹是指各种痹症，其类似风邪所导致的症状。

瘫是指筋脉松弛无力，身体无法抬举。

痪是指血气散乱，无法正常运作。

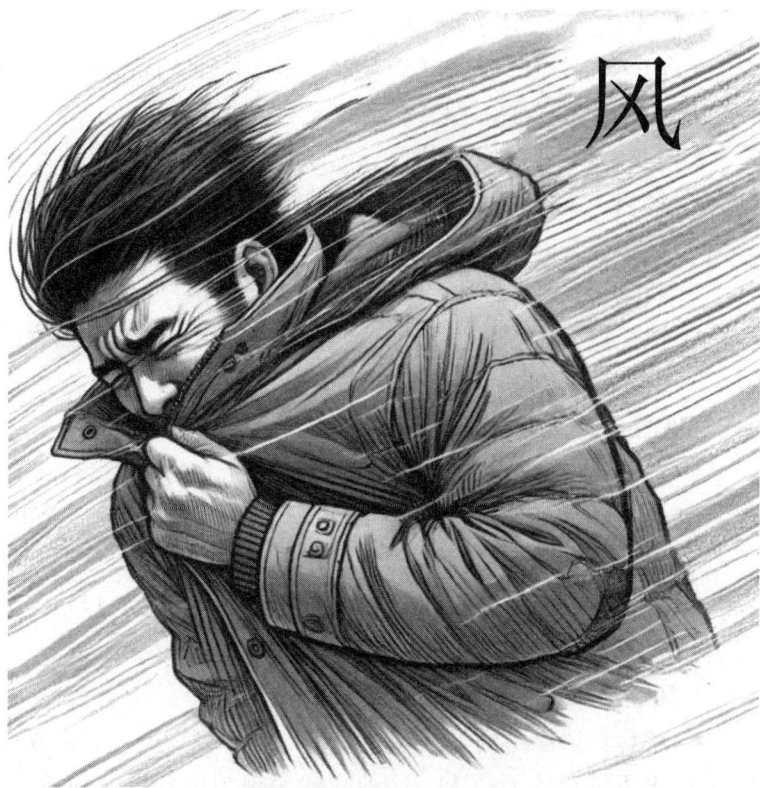

风

解说

　　龚廷贤先生这段话讨论了与风相关的疾病及其症状，描述了"风"在中医中的病理特征及其引发的不同病症。风邪在中医学中被视为百病之首，因其易于侵袭人体，变化多端，并且能引发一系列复杂的症状。以下是对这段话的详细解释：

1. 风者，百病之长也

- **解释**：风邪被称为"百病之长"，意味着风邪是导致多种疾病的根源或起因。风邪的特性是轻扬、善行而数变，它能够侵入人体，引发多种病症，并且常与其他邪气

（如寒、湿、热）共同作用。

- 记忆点：风邪容易侵袭人体，导致多种不同的病症，因此被称为"百病之长"。

2. 风痱者，谓四肢不收也

- 解释：风痱指的是风邪侵入人体，导致四肢不能自如收放。这是因为风邪扰乱了气血运行，影响到四肢的经络功能，表现为四肢无力或麻木，运动受限。
- 记忆点：风痱是由风邪引起的四肢无力，不能自如收放的症状。

3. 偏枯者，谓半身不遂也

- 解释：偏枯指的是半身瘫痪或偏身无力的病症。风邪侵袭人体的经络和气血，导致一侧肢体的气血运行受阻，表现为半身麻木或瘫痪。
- 记忆点：偏枯是风邪引起的半身瘫痪或无力的症状，常见于中风患者。

4. 风懿者，谓奄忽不知人也

- 解释：风懿指的是因风邪侵袭，患者突然失去意识或神志不清，认不得人。这种症状表现为风邪影响到神志，导致患者神志模糊、昏迷不醒。
- 记忆点：风懿是一种由风邪引起的突然神志失常、认不得人的症状。

5. 风痹者，谓诸痹类风状也

- 解释：风痹指的是风邪引起的痹症，即风邪侵入人体经络，导致气血运行不畅，出现关节疼痛、麻木等症状。这种情况下的痹症呈现出风邪的特征，如疼痛游走不定，变化多端。
- 记忆点：风痹是由风邪引起的痹症，症状类似风邪的特性，表现为疼痛游走不定。

6. 瘫者，坦也，筋脉弛纵，坦然而不举也

- **解释**：瘫指的是筋脉松弛无力，导致四肢无法举起或运动。这是由于气血虚弱或经络失调，筋脉无法正常收缩和控制肢体的运动，导致肢体瘫软无力。
- **记忆点**：瘫是指筋脉松弛，四肢瘫软无法举起的症状。

7. 痪者，涣也，血气散漫，涣而不用也

- **解释**：痪指的是血气运行散漫无力，导致肢体失去功能。血气虚弱，无法充盈和支持四肢的运动，导致肢体无力或无法正常活动。
- **记忆点**：痪是指血气散漫，导致肢体无力或失去功能的症状。

六经辨证要点

太阳则头痛、身热、脊强也。

寒者，天地杀厉之气也。

阳明则目痛、鼻干、不眠也。

伤风者，身热有汗、恶风也。

伤寒者，身热无汗、恶寒也。

少阳则耳聋、胁痛、寒热、呕而口苦也。

太阴则腹满、自利、尺寸沉而津不到咽也。

少阴则舌干而口燥也。

厥阴则烦满而囊拳（蜷）也。

表热者，翕然而热也。

里热者，蒸蒸而热也。

项背强者，太阳表邪也。

恶风者，见风则怯也。

发热恶寒者，发于阳也。

无热恶寒者，发于阴也。

寒热往来者，阴阳相胜也。

烦热者，热邪传里也。

煎厥者，气热烦劳也。

薄厥者，气逆大甚也。

解㑊者，脊脉痛，少气不欲言也。

四肢不收者，脾病也。

肉痿者，肌肉不仁也。

肉蠕动者，脾热也。

白话翻译

太阳病症的特点是头痛、身热、脊椎僵硬。

寒气是天地间的杀厉之气。

阳明病症的特点是眼痛、鼻干、失眠。

伤风者，身体发热，出汗，畏风。

伤寒者，身体发热，无汗，怕冷。

少阳病症的特点是耳聋、胁痛、寒热交替、呕吐且口中发苦。

太阴病症的特点是腹胀满，自利，脉象沉滞，津液无法到达喉咙。

少阴病症的特点是舌干口燥。

厥阴病症的特点是心烦腹满，阴囊紧缩。

表热病的特点是身体突然发热。

里热病的特点是持续发热。

项背僵硬，说明有太阳表邪。

畏风，见风则害怕，是阳病。

发热伴随畏寒，为阳病。

无热但畏寒，为阴病。

寒热交替，为阴阳相争。

烦热表明热邪已传入体内。

煎厥是因气热引起的烦劳。

薄厥是气逆太甚所致。

解㑊是脊椎痛，气息少，不想说话。

四肢无法自如控制，是脾病。

肉痿是指肌肉无力或萎缩。

肌肉蠕动，表示脾热。

龚廷贤先生这段话阐述了中医学中"六经辨证"的内容，通过描述各经络和表里热病等病理特征，总结了不同病症在身体上的表现。中医的六经辨证是将人体的病变归纳到"太阳、阳明、少阳、太阴、少阴、厥阴"六个不同系统中，来辨证施治。以下是对每一部分的详细解释：

1. 太阳则头痛、身热、脊强也

- **解释**：太阳病主要表现为头痛、发热、脊背僵硬。太阳经的病变一般与外感风寒有关，当寒邪侵入太阳经脉，会导致头部、颈项和脊背的不适。

2. 寒者，天地杀厉之气也

- **解释**：寒邪被称为"天地杀厉之气"，指的是寒冷对人体的侵袭，容易引发寒性疾病。寒邪具有收缩、凝滞的特性，会影响气血运行，导致各种病症。

3. 阳明则目痛、鼻干、不眠也

- **解释**：阳明经病变主要表现为眼痛、鼻干、失眠等症状。阳明经主燥热，当阳明经出现问题时，往往伴随着燥热上炎，导致眼部干燥疼痛、鼻腔干燥、夜间无法安眠。

4. 伤风者，身热、有汗、恶风也

- **解释**：伤风指的是人体感受到风邪侵袭后出现的症状，主要表现为发热、出汗、怕风。风邪属于阳邪，侵入体表后会导致人体的卫气不固，出现发热、有汗和对风敏感的症状。

5. 伤寒者，身热、无汗、恶寒也

- **解释**：伤寒是由寒邪引起的疾病，主要表现为发热、无汗和怕冷。寒邪会阻滞体表的阳气，导致身体无法正常出汗，并且出现恶寒的症状。

6. 少阳则耳聋、胁痛、寒热、呕而口苦也

● **解释**：少阳经病变表现为耳聋、胁痛、寒热往来、呕吐和口苦。少阳经位于表里之间，当少阳经受到邪气侵袭，会导致寒热交替、气机不畅，引发胁痛、呕吐等症状。

7. 太阴则腹满、自利、尺寸沉而津不到咽也

● **解释**：太阴经病主要表现为腹胀、腹泻，且脉象沉弱。太阴主脾，当脾气虚弱、运化失调时，会导致腹胀、自利（腹泻），并且口中津液不足，脉象沉滞。

8. 少阴则舌干而口燥也

● **解释**：少阴经病变表现为舌干口燥，少阴主肾，当肾阴不足时，会导致津液亏虚，表现为舌干、口燥等症状。

9. 厥阴则烦满而囊拳（蜷）也

● **解释**：厥阴经病变表现为烦躁不安、腹满，并且阴囊收缩。厥阴经主肝，当肝气郁结或气血逆乱时，会导致烦躁、腹满和阴囊收缩等症状。

10. 表热者，翕然而热也

● **解释**：表热病症通常表现为突然发热。这种情况往往由外邪侵袭人体表面，导致卫气郁滞，表现为热邪留于体表，突然发热。

11. 里热者，蒸蒸而热也

● **解释**：里热指的是内部热邪积滞，表现为持续不断的内热。里热通常由内在邪气过盛引起，会引发长时间的发热，且患者一般不会怕冷，这一点和伤寒表证发热怕冷区别很明显。

12. 项背强者，太阳表邪也

● **解释**：项背强硬是太阳经表邪的表现，太阳经受风寒邪气侵袭后，会导致项背部僵硬疼痛。

13. 恶风者，见风则怯也

● **解释**：恶风指的是遇风则感到畏惧、寒冷，这是因为风邪入侵人体后，卫气不固，不能抵御风寒，就导致患者对风特别敏感。

14. 发热恶寒者，发于阳也

● **解释**：发热伴随恶寒通常表现为阳性外感病证。当阳气被邪气阻滞，无法外达以温煦皮肉时，会出现发热恶寒的症状，这一点是与里热证发热不恶寒相鉴别的关键。

15. 无热恶寒者，发于阴也

● **解释**：无发热但感到恶寒是阴寒内盛的表现。阴寒过盛会导致体内阳气不足，无法温煦身体，因此患者感到寒冷但不发热，这一点是与伤寒表证恶寒发热相鉴别的关键。

16. 寒热往来者，阴阳相胜也

● **解释**：寒热交替出现的病症是阴阳不调的结果，阴阳相争，导致体内寒热交替发作。

17. 烦热者，热邪传里也

● **解释**：烦躁发热是热邪传入体内的表现。热邪深入内里，常常会导致烦躁不安和内热。

18. 煎厥者，气热烦劳也

● **解释**：煎厥是由于气热内郁、烦躁过度所引发的气机失常，导致四肢冰冷或突然昏厥。

19. 薄厥者，气逆大甚也

● **解释**：薄厥指的是气机逆行过甚，导致突然的昏厥。当气机大逆，无法正常运行时，会出现昏厥等症状。

20. 解㑊者，脊脉痛，少气不欲言也

● **解释**：解㑊指的是脊背脉络疼痛，气虚无力，患者不愿多言。这是因为气虚导致经络不通，脊背气血不足，表现为脊背疼痛、少气不语。

21. 四肢不收者，脾病也

- **解释**：四肢无法收缩自如是脾虚的表现，脾主四肢，脾气虚弱会导致四肢失去正常的运动能力。

22. 肉痿者，肌肉不仁也

- **解释**：肉痿指的是肌肉无力或萎缩，感觉迟钝。这是由于气血亏虚，无法滋养肌肉，导致肌肉萎缩、不灵活。

23. 肉蠕动者，脾热也

- **解释**：肌肉不自主地蠕动，是因为脾热过盛导致的。脾热会扰乱气血运行，导致肌肉蠕动不止。

六经辨证与八纲辨证（阴阳表里寒热虚实）常结合使用，可以参考以下这张表，特别清楚：

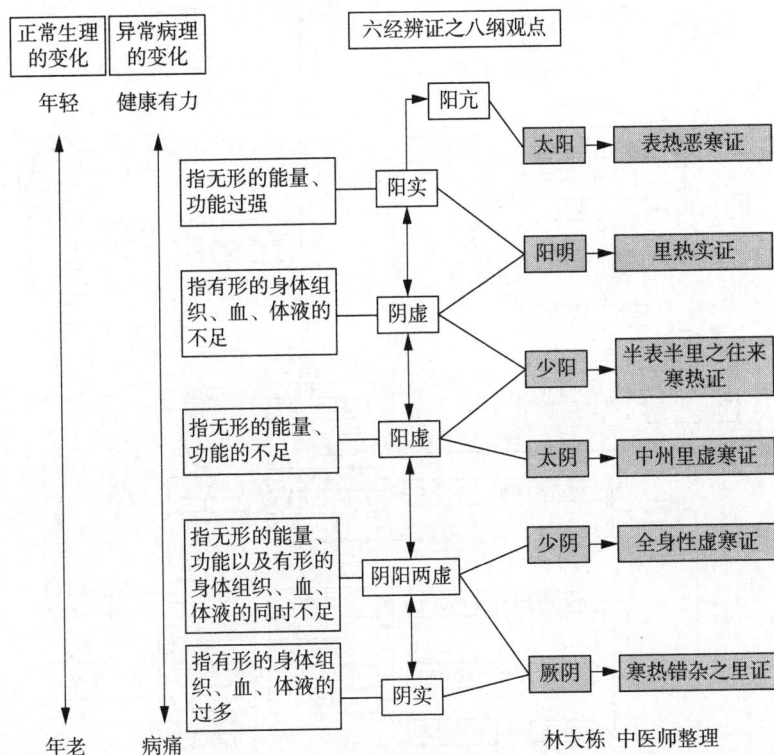

正常生理的变化	异常病理的变化	六经辨证之八纲观点		
年轻	健康有力		阳亢	
				太阳 → 表热恶寒证
指无形的能量、功能过强		阳实		
				阳明 → 里热实证
指有形的身体组织、血、体液的不足		阴虚		
				少阳 → 半表半里之往来寒热证
指无形的能量、功能的不足		阳虚		太阴 → 中州里虚寒证
指无形的能量、功能以及有形的身体组织、血、体液的同时不足		阴阳两虚		少阴 → 全身性虚寒证
指有形的身体组织、血、体液的过多		阴实		厥阴 → 寒热错杂之里证
年老	病痛			林大栋 中医师整理

而在方剂的运用上则可整理如下：

大医小课 揪一书院　　　　　　　　　　　林大栋中医师 制表

八纲辨证之诊断心法及用方图

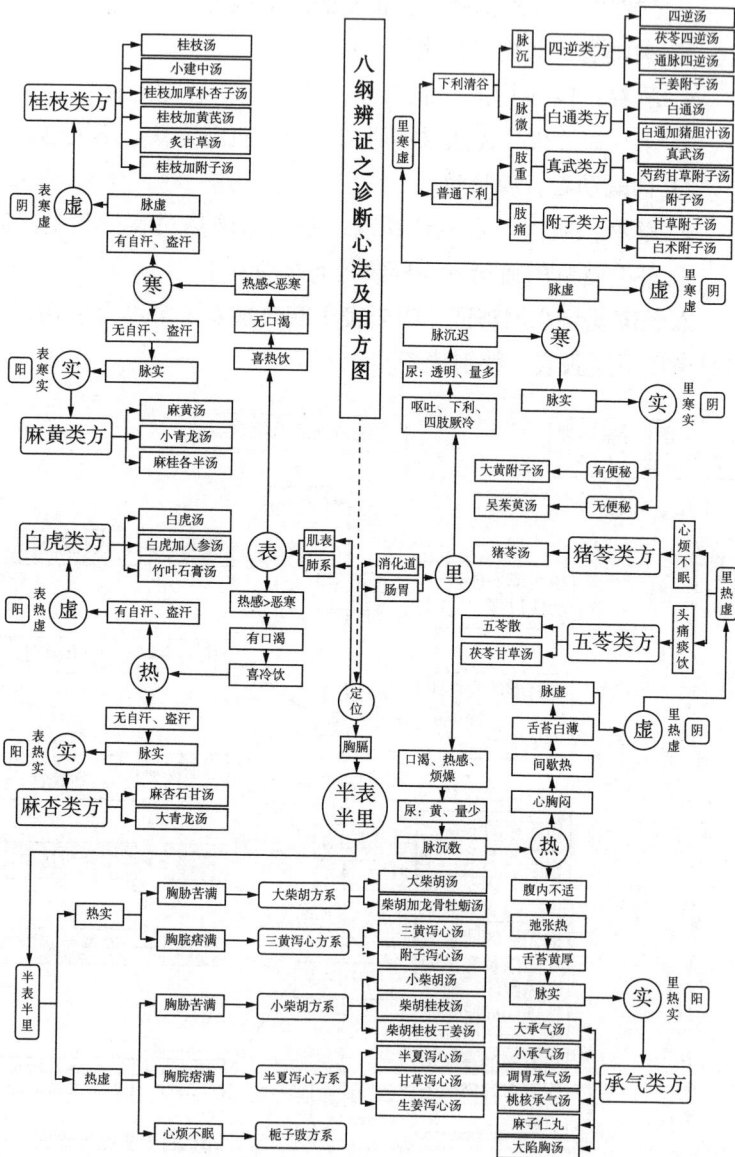

桂枝类方
- 桂枝汤
- 小建中汤
- 桂枝加厚朴杏子汤
- 桂枝加黄芪汤
- 炙甘草汤
- 桂枝加附子汤

表寒虚　阴　虚
- 脉虚
- 有自汗、盗汗

寒　热感<恶寒／无口渴／喜热饮

表寒实　阳　实
- 无自汗、盗汗
- 脉实

麻黄类方
- 麻黄汤
- 小青龙汤
- 麻桂各半汤

白虎类方
- 白虎汤
- 白虎加人参汤
- 竹叶石膏汤

表热虚　阳　虚
- 有自汗、盗汗

热　热感>恶寒／有口渴／喜冷饮

表热实　阳　实
- 无自汗、盗汗
- 脉实

麻杏类方
- 麻杏石甘汤
- 大青龙汤

表：肌表／肺系　消化道／肠胃

定位：胸膈

半表半里

半表半里
- 热实
  - 胸胁苦满 → 大柴胡方系 → 大柴胡汤／柴胡加龙骨牡蛎汤
  - 胸脘痞满 → 三黄泻心方系 → 三黄泻心汤／附子泻心汤
- 热虚
  - 胸胁苦满 → 小柴胡方系 → 小柴胡汤／柴胡桂枝汤／柴胡桂枝干姜汤
  - 胸脘痞满 → 半夏泻心方系 → 半夏泻心汤／甘草泻心汤／生姜泻心汤
  - 心烦不眠 → 栀子豉方系

里寒虚
- 下利清谷
  - 脉沉 → 四逆类方 → 四逆汤／茯苓四逆汤／通脉四逆汤／干姜汤
  - 脉微 → 白通类方 → 白通汤／白通加猪胆汁汤
- 普通下利
  - 肢重 → 真武类方 → 真武汤／芍药甘草附子汤
  - 肢痛 → 附子类方 → 附子汤／甘草附子汤／白术附子汤

里寒虚　阴　虚
- 寒 ← 脉虚

里寒实　阴　实
- 脉沉迟
- 尿：透明、量多
- 呕吐、下利、四肢厥冷
- 脉实

里
- 大黄附子汤 ← 有便秘
- 吴茱萸汤 ← 无便秘
- 猪苓汤 → 猪苓类方 → 心烦不眠（里热虚）
- 五苓散／茯苓甘草汤 → 五苓类方 → 头痛痰饮

里热虚　阴　虚
- 脉虚
- 舌苔白薄
- 间歇热
- 心胸闷

热
- 口渴、热感、烦燥
- 尿：黄、量少
- 脉沉数
- 腹内不适
- 弛张热
- 舌苔黄厚

里热实　阳　实
- 脉实

承气类方
- 大承气汤
- 小承气汤
- 调胃承气汤
- 桃核承气汤
- 麻子仁丸
- 大陷胸汤

成数之症整理

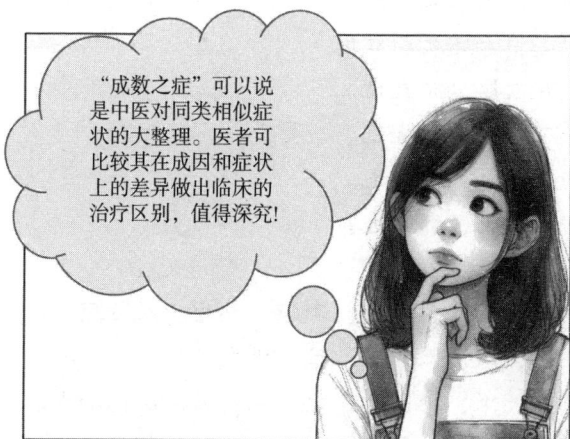

"成数之症"可以说是中医对同类相似症状的大整理。医者可比较其在成因和症状上的差异做出临床的治疗区别，值得深究!

原文

五饮者，支饮、留饮、痰饮、溢饮、气饮也。

五泄者，脾泄、胃泄、大肠泄、小肠泄、大瘕泄也。（又有飧泄、胃泄、洞泄、濡泄、鹜溏之类。）

脾泄者，腹胀呕逆也。

胃泄者，饮食不化也。

大肠泄者，食已窘迫也。

小肠泄者，泄便脓血也。

大瘕泄者，里急后重也。

鹜溏泄者，大肠有寒也。

肠垢者，大肠有热也。

飧泄者，食不化，脾病也。

脾约者，大便坚而小便利也。

五膈者，忧、恚、寒、热、气也。

五噎者，忧、思、劳、食、气也。

九气者，喜、怒、忧、思、悲、恐、惊、劳、寒、暑也。

五积者，五脏之所生也。

六聚者，六腑之所成也。

肝积在左胁，肥气也。

肺积在右胁，息奔也。

心积在脐上，伏梁也。

肾积在脐下，奔豚也。

脾积居中，痞气也。

五疸者，黄汗、黄疸、酒疸、谷疸、女劳疸也。

五轮者，风、血、肉、气、水也。

八廓者，天、地、水、火、风、云、山、泽也。

五瘿者，肉瘿、筋瘿、血瘿、气瘿、石瘿也。

六瘤者，骨瘤、脂瘤、肉瘤、脓瘤、血瘤、石瘤也。

九种心痛者，饮、食、风、冷、热、悸、虫、疰、去来痛也。

七疝者，寒、水、筋、血、气、狐、癫也。

三消者，多属血虚也。

上消者，肺也。

中消者，胃也。

下消者，肾也。

五痔者，牝、牡、血、脉、肠痔也。

五淋者，气、砂、血、膏、劳也。

五痹者，皮痹、脉痹、肌痹、骨痹、筋痹也。（又有痛痹、着痹、行痹、周痹。）

痛痹者，筋骨掣痛也。

着痹者，着而不行也。

行痹者，走痛不定也。

周痹者，周身疼痛也。

白话翻译

五饮包括：支饮、留饮、痰饮、溢饮、气饮。

五种腹泻包括：脾泄、胃泄、大肠泄、小肠泄、大瘕泄。（另有飧泄、胃泄、洞泄、濡泄、鹜溏等类型。）

脾泄的症状是腹胀和呕吐。

胃泄是指食物无法消化。

大肠泄是指吃完食物后迫不及待排便。

小肠泄的主要症状是排出脓血便。

大瘕泄的主要症状是里急后重感。

鹜溏泄是因为大肠有寒气。

肠垢是因大肠有热。

飧泄是因为食物无法消化，脾脏有病。

脾约是指大便坚硬，小便顺畅。

五膈的原因是忧、恚、寒、热、气。

五噎的原因是忧愁、思虑、劳累、饮食、气滞。

九气是指喜、怒、忧、思、悲、恐、惊、劳、寒、暑。

五积是由五脏所引起的疾病。

六聚是由六腑所引起的病症。

肝积位于左胁，称为肥气。

肺积位于右胁，称为息奔。

心积位于肚脐上方，称为伏梁。

肾积位于肚脐下方，称为奔豚。

脾积位于中央，称为痞气。

五种疸病包括：黄汗、黄疸、酒疸、谷疸、女劳疸。

五轮病包括：风轮、血轮、肉轮、气轮、水轮。

八廓是指天、地、水、火、风、云、山、泽。

五瘿包括：肉瘿、筋瘿、血瘿、气瘿、石瘿。

六种瘤包括：骨瘤、脂瘤、肉瘤、脓瘤、血瘤、石瘤。

九种心痛包括：饮食不消、食积、风寒、寒冷、热气、心悸、虫积、疰病、来去不定的疼痛。

七种疝病包括：寒疝、水疝、筋疝、血疝、气疝、狐疝、癫疝。

三消病多属血虚。

上消病影响肺。

中消病影响胃。

下消病影响肾。

五种痔疮包括：牝痔、牡痔、血痔、脉痔、肠痔。

五种淋病包括：气淋、砂淋、血淋、膏淋、劳淋。

五痹包括：皮痹、脉痹、肌痹、骨痹、筋痹。（还有痛痹、着痹、行痹、周痹。）

痛痹是指筋骨剧烈疼痛。

着痹是指固定不动的疼痛。

行痹是指游走不定的疼痛。

周痹是指全身各处都有疼痛的感觉。

解说

1. 五饮者，支饮、留饮、痰饮、溢饮、气饮也

- **解释**：五种与水湿相关的病症，主要涉及体内水饮积聚。
  - **支饮**：水停积于胸胁，导致咳嗽、呼吸困难。
  - **留饮**：水积留在四肢或局部，导致肢体沉重、关节肿胀。

- ○ **痰饮**：痰湿阻滞，咳嗽有痰，胸膈满闷。
- ○ **溢饮**：水饮外溢于皮肤、四肢，导致浮肿。
- ○ **气饮**：气机阻滞，水饮停滞，导致胸腹胀闷。

2. 五泄者，脾泄、胃泄、大肠泄、小肠泄、大瘕泄也

- **解释**：指五种泄泻病变，与消化系统相关。
  - ○ **脾泄**：腹胀、恶心呕吐，脾气不运。
  - ○ **胃泄**：饮食不化，胃气不和。
  - ○ **大肠泄**：食后马上急于排便。
  - ○ **小肠泄**：便中带有脓血。
  - ○ **大瘕泄**：里急后重，排便困难，便意频频却无排出。
- **其他泄泻**：
  - ○ **鹜溏泄**：大肠有寒，导致溏泄不止。
  - ○ **肠垢**：大肠有热，导致排出浊物。
  - ○ **飧泄**：食物不化，由脾虚所致。
  - ○ **脾约**：大便坚硬，小便频繁，脾气虚弱。

3. 五膈者，忧、恚、寒、热、气也

- **解释**：五种阻滞病症，指气机阻滞，与情志、寒热相关。
  - ○ **忧**：忧思导致的气滞。
  - ○ **恚**：愤怒引发的气机阻滞。
  - ○ **寒**：寒邪引起的凝滞。
  - ○ **热**：热邪阻滞气机。
  - ○ **气**：气滞不畅。

4. 五噎者，忧、思、劳、食、气也

- **解释**：五种噎膈病症，与情志、饮食和劳累有关。
  - ○ **忧**：忧愁导致噎塞不通。
  - ○ **思**：过度思虑导致气机阻滞。
  - ○ **劳**：劳累过度影响饮食进食。
  - ○ **食**：饮食不节制导致食滞不通。
  - ○ **气**：气机阻滞，导致吞咽困难。

5. 九气者，喜、怒、忧、思、悲、恐、惊、劳、寒、暑也

- **解释**：九种与情志、气机相关的变化，涉及情感、环境与气机的影响。（按书中所述，其实是十种气，但学其精义即可，不必执泥细节。）
  - **喜、怒、忧、思、悲、恐、惊**：七情对气机的影响。
  - **劳、寒、暑**：过劳、外寒、暑热对气机的影响。

6. 五积者，五脏之所生也

- **解释**：五脏积聚的病症，指的是五脏病变后形成的积聚。
  - **肝积、心积、脾积、肺积、肾积**：各脏器的病变积聚。

7. 六聚者，六腑之所成也

- **解释**：六腑积聚的病症，与腑气不通、气血凝滞有关。
  - **六腑**：大肠、小肠、胃、胆、膀胱、三焦的病变。

8. 肝积在左胁，肥气也；肺积在右胁，息奔也；心积在脐上，伏梁也；肾积在脐下，奔豚也；脾积居中，痞气也

- **解释**：五脏积聚的具体部位及病变特征。
  - **肝积**：左胁，肥气。肥气是指由于肝脏功能失调，气血运行不畅，导致气滞积聚于胁下或腹部，引发的胀满、疼痛症状。这种情况多与肝气郁结有关，常伴有胁痛、胸闷等症状。
  - **肺积**：右胁，息奔。息奔是指肺部积聚的气机上冲，导致气机不畅，表现为呼吸困难、气喘、胸闷等症状。这种病症多见于肺气阻滞，气机逆行，并常伴随急促的呼吸和胸部压迫感。
  - **心积**：脐上，伏梁。伏梁指的是胃气不降，胃腑气机上逆，导致胃部上腹胀满，呈现压迫感或肿块感，且有时会感到心悸、腹胀。这种病症多见于胃腑积滞不化，气机逆行所致。
  - **肾积**：脐下，奔豚。奔豚是指肾气上冲，气从下腹向上逆冲至胸部，形似豚（小猪）奔跑，患者会感到突如其来的腹部气机上冲感，伴随心悸、惊恐。这种症状常与肾气虚弱或水饮内停有关。

- ○ **脾积**：居中，痞气。痞气指的是脾胃功能失调，气机阻滞，导致胸腹胀满不舒，常伴随食欲不振、嗳气、恶心等症状。痞气多见于脾胃气滞或气机郁结，导致气机无法顺畅运行。

9. 五疸者，黄汗、黄疸、酒疸、谷疸、女劳疸也

- **解释**：五种黄疸病症。
  - ○ **黄汗**：汗液黄染。
  - ○ **黄疸**：皮肤和眼白黄染。
  - ○ **酒疸**：饮酒过度引发的黄疸。
  - ○ **谷疸**：消化不良引起的黄疸。
  - ○ **女劳疸**：纵欲房事，肾阴亏损，阴虚内热，劳累过度引发的黄疸。

10. 五轮者，风、血、肉、气、水也

- **解释**：中医学的"五轮"理论是一种独特的眼科学说，它将眼睛的结构与人体五脏的功能相联系，用以解释眼睛的解剖、生理和病理，并指导眼病的诊断和治疗。

五轮	对应的眼部位置	所属内脏
肉轮	胞睑（上下眼睑）	脾脏（脾主肌肉）
血轮	内外眦（眼角处及小皮褶）	心脏（心主血）
气轮	白睛（眼结膜与前部巩膜）	肺脏（肺主气）
风轮	黑睛（角膜、房水、前葡萄膜）	肝脏（肝主风）
水轮	瞳神（瞳孔，还包括葡萄膜、视网膜、视神经，以及房水、晶状体、玻璃体等结构）	肾脏（肾主水）

11. 八廓者，天、地、水、火、风、云、山、泽也

- **解释**：眼科中与五轮相对应的一种学说。从部位说，将眼外部按脏腑表里关系，分为"水廓""风廓""天廓""地廓""火廓""雷廓""泽廓""山廓"。水廓相当于瞳神水轮，风廓相当于黑睛部分的风轮，天廓相当于气轮，地廓相当于肉轮，火廓、雷廓、泽廓、山廓相当于血轮（内眦、外眦的上、下方）。八廓在古代眼科中曾作为辨证之用，但各家说法不一。

12. 五瘿者，肉瘿、筋瘿、血瘿、气瘿、石瘿也

    （1）肉瘿

- **解释**：肉瘿是指发生在软组织或肌肉中的肿块，通常是由气血运行不畅或痰湿凝滞所引起的。它主要表现为颈部或软组织的肿胀、结节，质地相对柔软，按压时可能有轻微的痛感。

    （2）筋瘿

- **解释**：筋瘿是指发生在筋脉（韧带、肌腱等）中的肿块，常因筋脉气血阻滞或筋络病变所致。这种肿块较硬，通常与筋脉的拉扯和紧张有关，患者可能感到局部疼痛或僵硬。

    （3）血瘿

- **解释**：血瘿是由于气滞血瘀导致的肿块，通常表现为皮肤下或内部结块，伴随着局部的血瘀或气血运行不畅。这种肿块质地较为坚硬，按压时可能感到疼痛，且可能伴随瘀青或局部肤色改变。

    （4）气瘿

- **解释**：气瘿是由气机阻滞或气血运行失调引起的肿块，表现为肿胀但质地较为松软，与气滞有关，且患者常感到胸闷、呼吸不畅等气滞症状。肿块的位置多变，且随着气机的变化可能会消长。

（5）石瘿

- **解释**：石瘿是一种质地坚硬的肿块，通常与痰湿凝滞、久病不愈有关。这种肿块摸起来如石头般坚硬，不易移动，且通常会长时间存在。它常见于甲状腺、淋巴结等部位。

13. 六瘤者，骨瘤、脂瘤、肉瘤、脓瘤、血瘤、石瘤也

六瘤	说明
骨瘤	骨瘤是指发生在骨骼上的硬性肿块，通常由于气血不畅、骨髓失养或寒湿凝滞引起。这种瘤质地坚硬，常伴有局部疼痛或活动受限
脂瘤	脂瘤是由于体内脂肪堆积、气滞血瘀或痰湿阻滞引起的肿块，通常质地柔软，可在皮下组织摸到，按压无痛感。
肉瘤	肉瘤是指发生在肌肉或软组织内的肿块，通常由于气血运行不畅、湿热蕴结或痰湿凝聚引起。这种瘤质地较硬，可能伴有局部疼痛或压痛。
脓瘤	脓瘤是指内部含有脓液的肿块，通常由于感染、热毒内盛或气血瘀滞引起。这类瘤体表现为红肿热痛，触摸时有波动感，破裂后可排出脓液
血瘤	血瘤是由于血瘀所引起的肿块，通常表现为皮肤下或内部的硬结，伴随局部血瘀。此类瘤质地坚硬，按压时常有疼痛感，可能伴有瘀血斑块
石瘤	石瘤是一种非常坚硬的肿块，通常由痰湿凝聚、寒湿凝滞或气血不通引起。此类瘤质地如石头般坚硬，难以移动，且病程较长，常见于甲状腺、淋巴结等部位

14. 九种心痛者，饮、食、风、冷、热、悸、虫、疰、去来痛也

心痛种类	说明
饮痛	由饮邪（即水饮）引起的心痛，通常因体内水湿停滞导致气血运行不畅，表现为胸闷、心痛，并伴随有口渴、恶心或腹胀

心痛种类	说明
食痛	因饮食不当，积食滞留胃肠，导致气滞血瘀，引发心痛。通常伴随有消化不良、腹胀、嗳气等症状
风痛	由风邪侵袭所引起的心痛，通常表现为心区疼痛，痛势游走不定，且常与外感风邪有关
冷痛	因寒邪侵袭心脉或阳气虚弱，心脉不畅，导致的心痛。通常表现为冷痛，遇寒加剧，得温则缓解
热痛	由热邪内盛引起的心痛，通常伴有发热、烦躁、口渴、心区灼热疼痛等症状，并可见心烦不安
悸痛	由心悸引起的心痛，常伴随心跳异常、心慌、胸闷等，这类心痛与情志失调或气血虚弱有关
虫痛	因体内寄生虫或虫邪侵扰引起的心痛，通常表现为心区刺痛、恶心，可能伴随腹痛或其他寄生虫感染的症状
疰痛	由疰邪（邪气长期滞留）引起的心痛，通常与外邪入侵或气血凝滞有关，表现为心痛且病程较长，反复发作
去来痛	指心痛时发时止，疼痛反复发作，来去无定。此类心痛与气机不畅、气滞血瘀相关

15. 七疝者，寒、水、筋、血、气、狐、癃也

疝气种类	说明
寒疝	由寒邪侵袭所引起的疝气，通常表现为小腹冷痛、睾丸牵引疼痛，遇寒加剧，得热则缓解，常伴有四肢发冷
水疝	由水湿滞留引起的疝气，常见于阴囊或睾丸肿胀疼痛，伴随有积液或水肿，患者感觉局部沉重
筋疝	因筋脉拘急所致的疝气，表现为睾丸和小腹间的牵引疼痛，常伴有筋脉僵硬、痉挛感
血疝	因气血瘀滞、血不畅行所致的疝气，表现为小腹胀痛或刺痛，伴有局部压痛感，常与跌打损伤或气血运行不畅有关

疝气种类	说明
气疝	由气机阻滞引起的疝气，主要表现为少腹胀痛、睾丸牵引疼痛，疼痛随着气机运行而变化，气滞时疼痛加剧，气机通畅时疼痛减轻
狐疝	一种发作性疝气，疼痛时睾丸下坠，痛止时睾丸回缩，疼痛来去无定。这种疝气与情志、气滞血瘀相关
癫疝	由痰湿凝滞引起的疝气，表现为阴囊或小腹局部肿胀疼痛，质地较硬，伴有痞块感

16. 三消者，多属血虚也。上消者，肺也；中消者，胃也；下消者，肾也

- **解释**：三消病症，与血虚和气血运行相关。
  - **上消**：肺病，表现为口干。
  - **中消**：胃病，表现为消化不良。
  - **下消**：肾病，表现为多尿。

17. 五痔者，牝、牡、血、脉、肠痔也

痔种类	说明
牝痔	牝痔是一种内痔，位于肛门内部，通常无明显疼痛，排便时出血较多，并伴有内部肿物脱出，排便后可自行回缩或需手推回肛门内
牡痔	牡痔是一种外痔，位于肛门外部，常见于肛门口周围，表现为局部肿胀疼痛，伴随排便困难和少量出血。此痔疮质地较硬，疼痛较明显
血痔	血痔是指痔疮中出现大量出血的情况，主要由气血不和、血瘀所致。排便时或之后出现鲜红色的出血，并常伴有贫血、气虚等症状
脉痔	脉痔是由于气血阻滞、血脉不通所引发的痔疮，通常表现为肛门肿胀、局部血脉瘀阻，可能伴随疼痛和排便困难
肠痔	肠痔是一种严重的痔疮，痔核大部分脱出肛门，并且无法自行回缩，可能导致便秘或排便困难，且常伴随粪便中带血和肛门周围炎症

18. 五淋者，气、砂、血、膏、劳也

淋症种类	说明
气淋	气淋是由气机阻滞或气化不利所引起的淋症，表现为小便频数、排尿不畅、少腹胀痛或尿道疼痛，病因通常与情志抑郁或气滞有关
砂淋	砂淋是由于尿中含有砂石样结晶，表现为排尿疼痛、尿中带有细小结石或砂粒，并可能伴随肾区或小腹疼痛。这种情况与体内湿热蕴结有关
血淋	血淋是指尿中带血的淋症，通常表现为排尿疼痛、尿色鲜红或暗红，病因常与热邪内扰、血热妄行或湿热下注有关
膏淋	膏淋是尿液混浊，类似膏脂的病症，常表现为小便浑浊如米泔水，并伴有排尿困难或尿道灼热感。多与肾精亏虚、湿热下注有关
劳淋	劳淋是由过劳或久病体虚引发的淋症，表现为尿频、尿急、小便淋沥不尽，并伴随腰膝酸软、疲倦乏力，病因多与肾气虚弱有关

19. 五痹者，皮痹、脉痹、肌痹、骨痹、筋痹也

痹症种类	说明
皮痹	皮痹是指风寒湿邪侵犯人体皮肤，导致皮肤麻木不仁或刺痛感，皮肤表面感觉迟钝，常伴随局部寒冷或瘙痒
脉痹	脉痹是指风寒湿邪侵犯血脉，导致血脉不通，表现为局部麻木、瘀青、疼痛，并且血脉运行不畅，可能导致肢体功能失调
肌痹	肌痹是风寒湿邪侵入肌肉，导致肌肉疼痛、僵硬和活动受限，常见于四肢肌肉僵硬、沉重感或酸痛
骨痹	骨痹是指风寒湿邪深入骨骼，导致骨骼疼痛、僵硬，常伴有关节肿胀疼痛，尤其是在寒冷潮湿天气加重，常见于风湿性关节炎
筋痹	筋痹是指风寒湿邪影响筋脉，导致筋脉拘急、疼痛，活动受限，患者常感到肢体筋脉僵硬、牵拉疼痛，四肢无力或痉挛

其他痹症：

痹症种类	说明
痛痹	痛痹是指因风寒湿邪侵袭筋骨，导致筋骨掣痛，疼痛剧烈，通常固定在某一部位，并且与寒湿有关，天气寒冷时疼痛加重
着痹	着痹是指风寒湿邪停滞于局部，导致局部关节或肌肉疼痛固定不移，疼痛部位沉重且持久，活动时疼痛不加重
行痹	行痹是由风邪为主所致的痹症，表现为疼痛游走不定，疼痛部位经常变换，风邪使气血运行失调，导致疼痛无定处
周痹	周痹是指风寒湿邪侵袭全身，导致周身关节、肌肉疼痛，通常表现为全身酸痛、沉重，疼痛范围广泛，活动困难

五脏寒热

肾移寒于肝，则痈肿少气也。

脾移寒于肝，则痈肿筋挛也。

肝移寒于心，则狂、隔中也。

心移寒于肺，则肺消。肺消者，饮一溲二也，死不治。

肺移寒于肾，为涌水。涌水者，按腹不坚，水气客于大肠，疾行则鸣濯濯，如囊裹浆，水之病也。

脾移热于肝，则为惊衄也。

肝移热于心，则死也。

心移热于肺，传为隔消也。

肺移热于肾，传为柔痓也。

肾移热于脾，传为虚肠澼，死不可治也。

胞移热于膀胱，则癃，溺血也。

膀胱移热于小肠，膈肠不便，上为口糜也。

小肠移热于大肠，为虙瘕，为沉也。

大肠移热于胃，善食而瘦，谓之食㑊。

胃移热于胆，亦曰食㑊。

胆移热于脑，则辛頞鼻渊。鼻渊者，浊涕下不止也。

白话翻译

肾寒转移到肝，会导致痈肿和少气。

脾寒转移到肝，会导致痈肿和筋挛。

肝寒转移到心，会引发狂症和隔中病。

心寒转移到肺，会导致肺消症，这种病症表现为饮一溲二，即喝一杯水尿两次（这是古人艺术的夸张，核心意思就是多饮、尿多、尿频，主要病机是肺不治水），这是无法治愈的死亡征兆。

肺寒转移到肾，会引发涌水症。涌水症是指腹部按压不坚，水气滞留于大肠，行走时腹内发出声响，如同水在袋中晃动，这是水气病症。

脾热转移到肝，会引发惊厥和流鼻血。

肝热转移到心，会导致死亡。

心热转移到肺，会引发隔消症。

肺热转移到肾，会引发柔痉症。

肾热转移到脾，会引发虚肠癖，这是无法治愈的致命病症。

胞宫的热转移到膀胱，会导致癃闭，小便带血。

膀胱热转移到小肠，会引发肠道阻塞，上部会出现口糜症。

小肠热转移到大肠，会导致虑瘕症和沉重感。

大肠热转移到胃，会导致食量增加但体重下降，这称为食㑊。

胃热转移到胆，亦称为食㑊。

胆热转移到脑，会引发鼻渊症。鼻渊症是指浊涕不断下流。

解说

龚廷贤先生这段话描述了中医学中"寒热移转"的病理现象，涉及脏腑间寒气或热邪的传递以及其引发的各种疾病。当寒邪或热邪由一个脏腑转移到另一个脏腑时，会导致对应脏腑的病变，这些病变会根据脏腑特性表现出不同的症状。以下是详细解释：

1. 寒邪的移转

- **肾移寒于肝，则痈肿少气也。**
  - 肾的寒邪传至肝，会导致肝气阻滞，引发痈肿、少气等症状，表现为局部肿胀与气机阻滞。
- **脾移寒于肝，则痈肿筋挛也。**
  - 当脾的寒气转移到肝，会导致肝的经络失调，进而出现筋挛、痉挛的现象，并伴随局部肿胀。
- **肝移寒于心，则狂、隔中也。**
  - 当肝的寒邪转移到心，会导致心气失常，出现狂乱（精神失常）和隔中（食物停滞于胃脘）等症状。
- **心移寒于肺，则肺消。肺消者，饮一溲二也，死不治。**
  - 当心的寒邪转移到肺，会导致肺气虚衰，表现为饮水量大增，但小便量更多，这种病症称为"肺消"，预后极差，几乎不可治疗。
- **肺移寒于肾，为涌水。**
  - 当肺的寒气转移到肾，会导致肾阳不足，水气积聚于腹部，表现为腹部按压时有水声，这种情况称为"涌水"，通常与水湿内盛有关。

2. 热邪的移转

- **脾移热于肝，则为惊衄也。**
  - 当脾的热邪转移到肝，会导致肝火上炎，表现为惊厥（抽搐）和衄血（鼻出血）。
- **肝移热于心，则死也。**
  - 当肝的热邪传至心，会导致心火亢盛，心神失常，病情严重至死亡。
- **心移热于肺，传为隔消也。**
  - 当心的热邪传至肺，会导致肺气虚损，表现为隔消，隔消指的是食物无法消化，进而引发消瘦和虚损。

- **肺移热于肾，传为柔痓也。**
  - 当肺的热邪转移到肾，会导致肾气不足，引发柔痓，表现为肢体无力、瘫软无力的症状。
- **肾移热于脾，传为虚肠澼，死不可治也。**
  - 当肾的热邪转移到脾，会导致脾虚，进而引发肠道的严重病变，如虚肠澼，这种病症常表现为肠道虚弱，病情严重，不可治疗。
- **胞移热于膀胱，则癃，溺血也。**
  - 当胞（子宫或膀胱）中的热邪转移到膀胱，会引发癃闭（排尿困难）和血尿。
- **膀胱移热于小肠，膈肠不便，上为口糜也。**
  - 当膀胱的热邪传至小肠，会导致小肠功能失常，表现为肠道阻滞，并在口腔形成溃疡（口糜）。
- **小肠移热于大肠，为虑瘕，为沉也。**
  - 当小肠的热邪转移到大肠，会引发虑瘕（腹中有硬块），伴随腹部沉重感。
- **大肠移热于胃，善食而瘦，谓之食㑊。**
  - 当大肠的热邪传至胃，会导致食欲亢进，但体重却下降，这种情况称为"食㑊"。
- **胃移热于胆，亦曰食㑊。**
  - 当胃的热邪传至胆，症状与食㑊相同，表现为食欲旺盛但体重减轻。
- **胆移热于脑，则辛颎鼻渊。**
  - 当胆的热邪转移到脑，会引发鼻渊，表现为鼻塞、鼻涕不止，鼻涕多为浊液，伴随头痛。

这段话详细说明了寒热邪气在人体不同脏腑间的移转，并且强调了每个脏腑之间寒热移转所引发的不同病症。寒邪主要导致气滞、寒冷、少气等问题，热邪则导致燥热、衄血、胀满等症状，当寒热从一个脏腑移至另一个脏腑时，会根据各脏腑的功能特性，导致不同的病变。

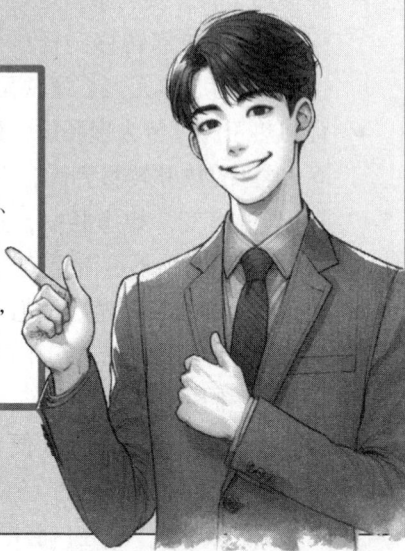

四气五味

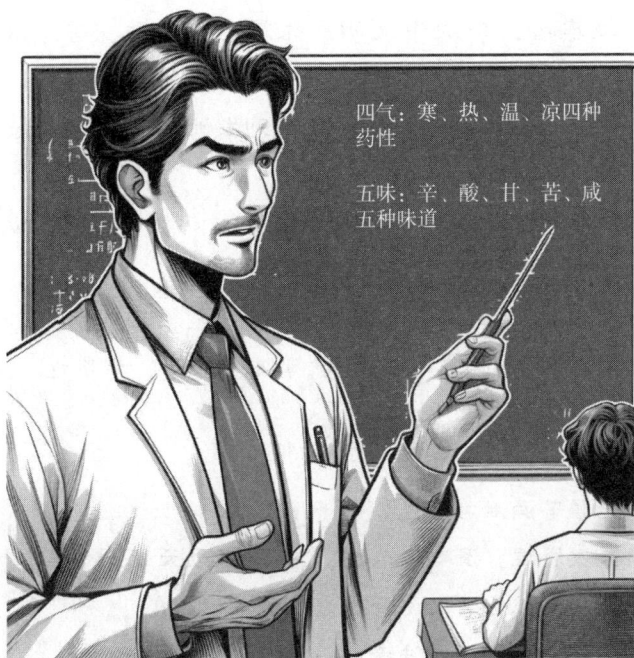

四气：寒、热、温、凉四种
药性

五味：辛、酸、甘、苦、咸
五种味道

原文

五味者，辛、甘、苦、酸、咸也。

多食辛，则筋急而爪枯也。

多食甘，则骨痛而发落也。

多食苦，则皮槁而发拔也。

多食酸，则肉胝皱而唇揭也。

多食咸，则脉凝注而变色也。

酒者，气厚上升，阳也。

肉者，味厚下降，阴也。

味之薄者，为阴中之阳。味薄则通，酸、苦、平、咸是也。

味之厚者，为阴中之阴。味厚则泄，酸、苦、咸、寒是也。

气之薄者，为阳中之阴。气薄则发泄，辛、甘、淡、平、寒、凉是也。

气之厚者，为阳中之阳。气厚则发热，辛、甘、温、热是也。

轻清成象，（味薄茶之类，）本乎天者，亲上也。

重浊成形，（味厚大黄之类，）本乎地者，亲下也。（各从其类。）

气味辛甘发散为阳也。

气味酸苦涌泄为阴也。

清阳发腠理，清之清者也。（清肺以助天真。）

清阳实四肢，清之浊者也。（荣华腠理。）

浊阴归六腑，浊之浊者也。（坚强骨髓。）

浊阴走五脏，浊之清者也。（荣养于神。）

白话翻译

五味指的是辛、甘、苦、酸、咸。

多吃辛辣会使筋脉紧缩，指甲干枯。

多吃甜食会导致骨痛，并且头发脱落。

多吃苦味会使皮肤干燥，头发脱落。

多吃酸味会使肌肉变硬，嘴唇翘起。

多吃咸味会使脉络凝滞，肤色变化。

酒气厚重并向上升属于阳。

肉味厚重并向下降属于阴。

味道轻淡的属于阴中之阳，这些味道容易通达，如酸、苦、平、咸。

味道浓重的属于阴中之阴，这些味道容易泄气，如酸、苦、咸和寒味。

气薄的属于阳中之阴，这些气味容易发散，如辛、甘、淡、平、寒、凉。

气厚的属于阳中之阳，这些气味容易发热，如辛、甘、温、热。

味薄的轻清之物（如茶类），性质接近天，容易上升。

味厚的重浊之物（如大黄），性质接近地，容易下降。（各归其类。）

气味辛甘发散代表阳气。

气味酸苦涌泄代表阴气。

清阳发散于腠理，这是清阳中的清气。（清肺有助于保持天赋的元气。）

清阳滋养四肢，这是清阳中的浊气。（使皮肤光滑荣润。）

浊阴归于六腑，这是浊阴中的浊气。（强健骨髓。）

浊阴流入五脏，这是浊阴中的清气。（滋养精神。）

解说

四气

寒、热、温、凉四种药性
凉与寒，温与热，仅是区别药性程度上的差异。寒性较小的，即称凉性；热性较小的，即为温性。
寒凉性药具有清热、泻火、解毒等作用，常适用于热象病证
温热性药具有散寒、温里、助阳等作用，常适用于寒象病证

四气

五味

即辛、酸、甘、苦、咸五种味道
味不同，作用便不相同
辛味能散能行
酸味能收能涩
甘味能补能缓
苦味能泻能燥
咸味能软坚润下

五味

七　方

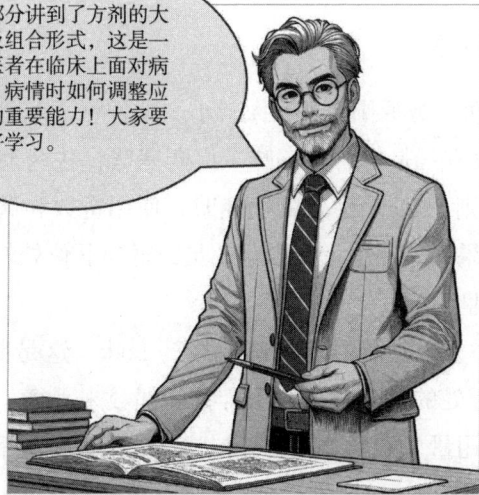

这部分讲到了方剂的大小及组合形式，这是一个医者在临床上面对病位、病情时如何调整应对的重要能力！大家要好好学习。

原文

七方者，大、小、缓、急、奇、偶、复也。

大者，君一臣三佐九，制之大也。（远而奇偶，制其大服也。大则数少，少则二之。肾肝位远，服汤散不厌频而多。）

小者，君一臣二，制之小也。（近而奇偶，制小其服也。小则数多，多则九之。心肺位近，服汤散不厌频而少。）

缓者，补上治上制以缓，缓则气味薄也。（治主以缓，缓则治其本。）

急者，补下治下制以急，急则气味厚也。（治主以急，急则治其标。）

奇者，君一臣二，奇之制也；君二臣三，奇之制也。（阳数奇。）

偶者，君二臣四，偶之制也；君二臣六，偶之制也。（阴数偶。）

复者，奇之不去则偶之，是为重方也。

白话翻译

七种处方原则包括：大、小、缓、急、奇、偶、复。

"大方"是指君药一味，臣药三味，佐药九味，这是制约大方的原则。（处理远处的病症时，使用奇数和偶数来平衡。药物少则效果强，使用量少则药效足，肾与肝位处较远，应频繁服用汤剂且量大。）

"小方"是指君药一味，臣药二味，这是制约小方的原则。（处理近处的病症时，使用奇数和偶数来平衡。药物量多则效果弱，使用量多则药效轻，心与肺位处较近，服用汤剂频率应多但量少。）

"缓方"是用来补养上部，治疗上焦的病症，方药的性质缓和，味道清淡。（缓治是治其本。）

"急方"是用来补养下部，治疗下焦的病症，方药的性质急速，味道浓厚。（急治是治其标。）

"奇方"是指阳数的奇方，君药一味，臣药二味；君药二味，臣药三味，这是奇方的原则。

"偶方"是指阴数的偶方，君药二味，臣药四味；君药二味，臣药六味，这是偶方的原则。

"复方"是指当奇方无效时，则使用偶方，这就是重方的原则。

解说

处方原则	药物的组合	剂量	服用方式及其对应的病理情况	病情轻重缓急
大方	君一臣三佐九	服用量少，次数多	适用于病位较远（如肾、肝）或病情严重。汤散可频繁服用	适用于病情严重，病位较远
小方	君一臣二	服用量多，次数少	适用于病位较近（如心、肺）或病情轻微。汤散服用频率较少	适用于病情轻微，病位较近
缓方	药性温和	剂量适中	适用于慢性病、病根治疗，气味薄，适合慢慢调理	适用于病情缓和或慢性病
急方	药性浓烈	剂量较大	适用于急性病或标病，气味厚，需快速见效	适用于急症、病情严重
奇方	君一臣二或君二臣三	奇数用药（阳数）	针对阳性病变，如实证、阳虚等	适用于阳性病变
偶方	君二臣四或君二臣六	偶数用药（阴数）	针对阴性病变，如虚证、阴虚等	适用于阴性病变
复方	奇偶组合	根据情况调整	当奇方无效时，加入偶方进行调整，形成重方，进行复合治疗	适用于病情复杂，需奇偶配合治疗

十　剂

十剂者，宣、通、补、泻、轻、重、滑、涩、燥、湿、寒、热也。

宣可以去壅，姜、橘之属是也。

通可以去滞，木通、防己之属是也。

补可以去弱，人参、羊肉之属是也。

泻可以去闭，葶苈、大黄之属是也。

轻可以去实，麻黄、葛根之属是也。

重可以去怯，磁石、铁浆之属是也。

滑可以去着，冬葵子、榆白皮之属是也。

涩可以去脱，牡蛎、龙骨之属是也。

燥可以去湿，桑白皮、赤小豆之属是也。

湿可以去枯，白石英、紫石英之属是也。

寒可以去热，大黄、朴硝之属是也。

热可以去寒，附子、官桂之属是也。

白话翻译

十种治疗方法是：宣、通、补、泻、轻、重、滑、涩、燥、湿、寒、热。

"宣"可以去除壅塞，如姜、橘皮等。

"通"可以去除滞气，如木通、防己等。

"补"可以去除虚弱，如人参、羊肉等。

"泻"可以去除闭塞，如葶苈、大黄等。

"轻"可以去除实证，如麻黄、葛根等。

"重"可以去除怯弱，如磁石、铁浆等。

"滑"可以去除滞着，如冬葵子、榆白皮等。

"涩"可以去除脱气，如牡蛎、龙骨等。

"燥"可以去除湿气，如桑白皮、赤小豆等。

"湿"可以去除干枯，如白石英、紫石英等。

"寒"可以去除热证，如大黄、朴硝等。

"热"可以去除寒证，如附子、官桂等。

解说

以下是关于中医方剂学中的"十剂"的详细说明，这十种处方原则涉及不同的治疗作用，应根据患者的具体症状和病因，选择适当的药物以达到最佳疗效。

1. 宣剂

- **作用**：疏散壅滞，开宣气机，常用于治疗外感风寒、风热，及表证类疾病。
- **药物代表**：姜、橘等。
- **功效**：宣散表邪、疏通气机，帮助人体排除外感邪气。

2. 通剂

- **作用**：疏通经络、气血，解除滞塞，适合气滞、血瘀、经络不通等病症。
- **药物代表**：木通、防己等。
- **功效**：通经活络，解除气血运行阻滞。

3. 补剂

- **作用**：补益气血，扶助正气，适合气虚、血虚、精气不足等虚弱病症。

- **药物代表**：人参、羊肉等。

- **功效**：补益气血、强壮身体，用于体虚、疲劳等症。

4. 泻剂

- **作用**：通泄实邪，疏通闭塞，适合实证、积滞、气机阻滞等情况。

- **药物代表**：葶苈子、大黄等。

- **功效**：泻下实邪，清理肠胃滞物，常用于便秘、腹满等症。

5. 轻剂

- **作用**：轻宣表里，散去体内实邪，适合表证和轻度的实证。

- **药物代表**：麻黄、葛根等。

- **功效**：轻解表邪，驱散体内郁滞之气，常用于风寒、表邪病症。

6. 重剂

- **作用**：压制气虚怯弱，安定情志，适合气血虚弱或精神不安。

- **药物代表**：磁石、铁浆等。

- **功效**：安神镇静，压制怯弱，常用于惊悸、失眠等症。

7. 滑剂

- **作用**：润滑肠道，解除阻滞，适合津液不足、肠道干燥等病症。

- **药物代表**：冬葵子、榆白皮等。

- **功效**：滑肠通便，解除肠道干燥引起的便秘。

8. 涩剂

- **作用**：收涩固脱，防止过度泄泻或失血，适合滑脱病症。
- **药物代表**：牡蛎、龙骨等。
- **功效**：收涩固脱，防止过度泄泻或阴液耗散。

9. 燥剂

- **作用**：燥湿祛浊，适合体内湿邪过重的情况，如水湿内停、痰饮等。
- **药物代表**：桑白皮、赤小豆等。
- **功效**：燥湿化痰，祛除体内的湿浊之邪。

10. 湿剂

- **作用**：滋润养阴，补充津液，适合干燥、阴虚内热的症状。
- **药物代表**：白石英、紫石英等。
- **功效**：滋润养阴，适合身体津液枯竭、干燥病症。

11. 寒剂

- **作用**：清热解毒，适合热邪、火热内盛的症状。
- **药物代表**：大黄、朴硝等。
- **功效**：清热泻火，祛除内热，常用于高热、实火病症。

12. 热剂

- **作用**：温中祛寒，适合寒邪侵袭、阳气不足的症状。
- **药物代表**：附子、官桂等。
- **功效**：温中补阳，驱散体内的寒邪，常用于寒性病症。

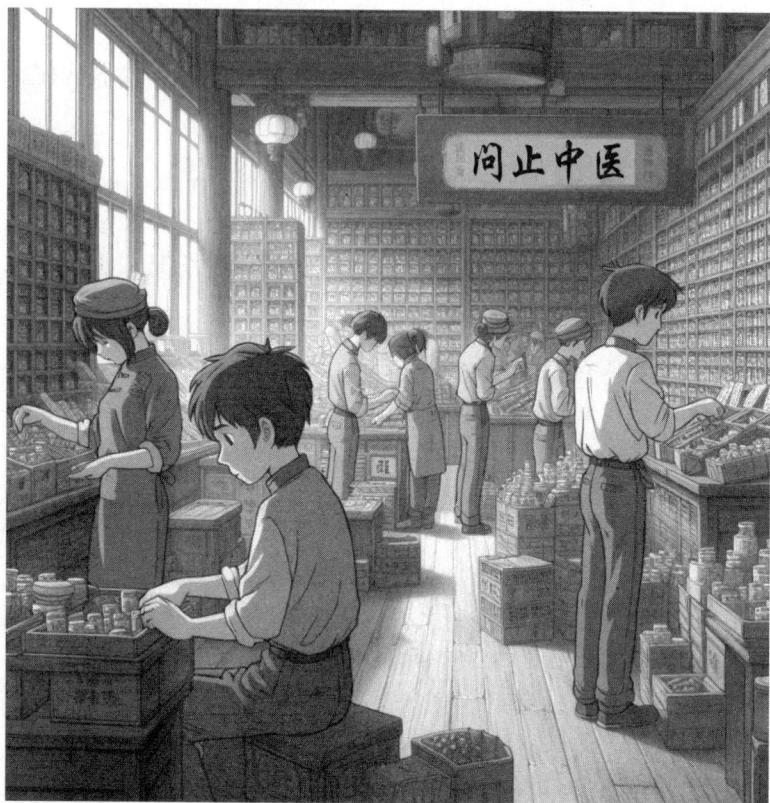

昼夜与诸病

原文

百病昼则增剧，夜则安静，是阳病有余，乃气病而血不病也。

夜则增剧，昼则安静，是阴病有余，乃血病而气不病也。

昼则发热，夜则安静，是阳气自旺于阳分也。

昼则安静，夜则发热、烦躁，是阳气下陷入阴中也。（名曰热入血室。）

昼则发热、烦躁，夜亦发热、烦躁，是重阳无阴也。（当亟泻其阳，峻补其阴。）

夜则恶寒，昼则安静，是阴血自旺于阴分也。

夜则安静，昼则恶寒，是阴气上溢于阳中也。

夜则恶寒，昼亦恶寒，是重阴无阳，当亟泻其阴，峻补其阳也。

昼则恶寒，夜则烦躁，饮食不入，名曰阴阳交错者，死也。

白话翻译

各种疾病白天会加重，夜晚则平静，这是因为阳气过多，属于气的问题，血液并无问题。

若是夜间病情加重，白天平静，则属于阴气过多，与血液有关，而气则没有问题。

白天发热，夜间平静，说明阳气在阳分中旺盛。

白天平静，夜晚发热并烦躁，这表示阳气下陷到阴中，称为"热入血室"。

白天和夜晚都发热烦躁，这是阳气过盛，缺乏阴气，应该迅速泻去阳气，并强补阴气。

若夜间感到寒冷，白天则平静，这是阴血在阴分中旺盛。

若夜间平静，白天感到寒冷，这说明阴气上溢到阳中。

若无论昼夜都感到寒冷，则是阴气过重，没有阳气，应该迅速泻阴，补阳。

如果白天感到寒冷，夜间烦躁并且不想进食，这种情况称为"阴阳交错"，预示死亡。

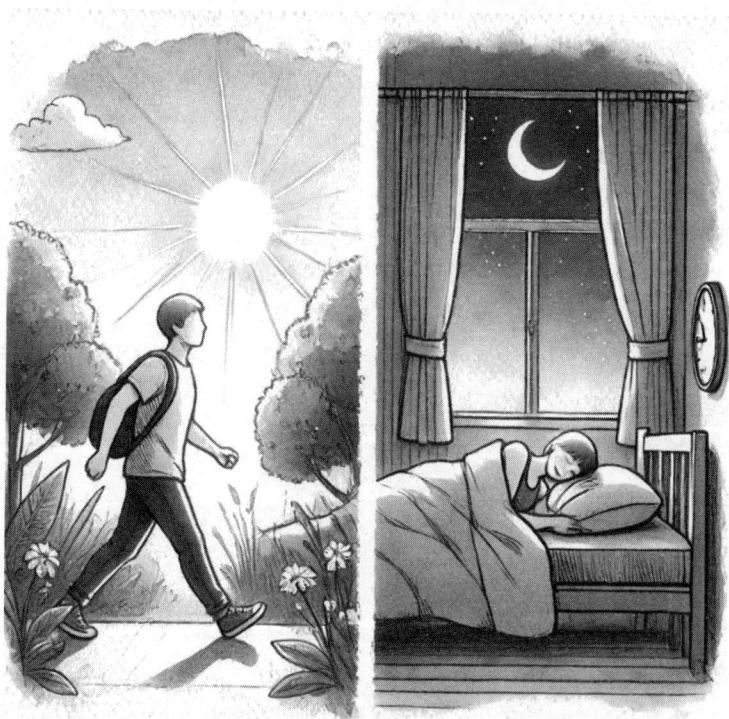

解说

龚廷贤先生的这段话从中医学的阴阳学说出发，详细描述了不同病症根据时间的变化，如何反映阴阳气血的失调，并为临床诊断和治疗提供了重要参考。以下是每个内容的详细解释：

1.百病昼则增剧，夜则安静，是阳病有余，乃气病而血不病也

- **解释**：如果病情在白天加重，而夜间安静，这代表阳气过盛，气机运行失常，但血液运行并未受影响。这类病症属于"气病"，而非"血病"。

2.夜则增剧，昼则安静，是阴病有余，乃血病而气不病也

- **解释**：如果病情在夜间加重，而白天安静，这说明阴气过盛，血液运行受阻，但气机运行正常。这类病症属于"血病"，而非"气病"。

3.昼则发热，夜则安静，是阳气自旺于阳分也

- **解释**：如果白天发热，夜间平静，这代表阳气旺盛，运行于阳分（人体外部和表层），这是阳气亢盛的表现。

4.昼则安静，夜则发热、烦躁，是阳气下陷入阴中也（名曰热入血室）

- **解释**：如果白天平静，夜间发热烦躁，这表明阳气下陷于阴中，导致阴阳失衡，称为"热入血室"，常见于妇女经期前后发热，与气血相关。

5.昼则发热、烦躁，夜亦发热、烦躁，是重阳无阴也（当亟泻其阳，峻补其阴）

- **解释**：如果患者白天和夜间都发热烦躁，这表明阳气过盛，阴气不足，阴阳完全失调，属于"重阳无阴"的情况。治疗上应当迅速泻阳、补阴。

6.夜则恶寒，昼则安静，是阴血自旺于阴分也

- **解释**：如果夜间感到寒冷，而白天平静，这表明阴血旺盛于阴分，寒邪不太严重，属于阴寒病症。

7. 夜则安静，昼则恶寒，是阴气上溢于阳中也

- **解释**：如果白天感到寒冷，而夜间平静，这表明阴气上升并侵袭阳分，导致白天恶寒。

8. 夜则恶寒，昼亦恶寒，是重阴无阳，当亟泻其阴，峻补其阳也

- **解释**：如果患者白天和夜间都感到寒冷，这表明阴气极盛，阳气极虚，属于"重阴无阳"的状态，应该立即泻阴、补阳。

9. 昼则恶寒，夜则烦躁，饮食不入，名曰阴阳交错者，死也

- **解释**：如果白天恶寒，夜间烦躁，并且伴随饮食不进，这表明阴阳严重交错，病情已达危重阶段，预后极差，属于死亡征兆。

阴阳、水火、寒热

接下来龚先生要说明人体阴阳、水火的平衡，并强调人体气血虚实与病症的表现。阳气过盛会导致热病，阴气过剩会引发寒病；肺气虚弱会使面色苍白，肾气充足则使肤色变深；体形肥胖的人体内湿气较重，而瘦弱的人内火较多。这些概念有助于中医诊断病情并进行相应的治疗。

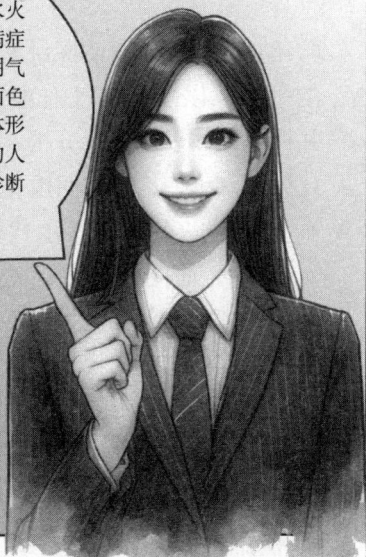

原文

火多水少，为阳实阴虚，其病为热也。

水多火少，为阴实阳虚，其病为寒也。

白者肺气虚。

黑者肾气足也。

肥人湿多，瘦人火多也。

白话翻译

火多水少，代表阳气实，阴气虚，这样的病症表现为热。

水多火少，代表阴气实，阳气虚，这样的病症表现为寒。

肤色苍白是肺气虚弱的表现。

肤色黑是肾气充足的表现。

肥胖的人体内湿气较多，瘦弱的人火气较旺。

解说

龚廷贤先生的这段话探讨了中医学中"阴阳"与"水火""寒热"的平衡，以及人体气血虚实的关系，描述了不同的病理情况，并根据人体表现进行分析。以下是详细解释：

1. 火多水少，为阳实阴虚，其病为热也

- **解释**：火代表阳，水代表阴。当火多水少时，体内阳气过盛，而阴液不足，这种情况被称为"阳实阴虚"。阳气过度旺盛会产生热象，表现为内热、口干、心烦、失眠、口渴等症状。但要注意，阴阳的实际运行有其复杂性，若热闭于内，则外可见寒，即《伤寒论》所说"厥深者热亦深"，其本质是里热格寒于外，当清里热，若经验不足之大夫，只知机械地见寒用热，则误人性命。

2. 水多火少，为阴实阳虚，其病为寒也

- **解释**：当体内水分过多，而火气不足时，表示阴气过剩，阳气虚弱，这种情况被称为"阴实阳虚"。阳气不足导致体内寒象，表现为怕冷、四肢发冷、倦怠、腹冷等症状。注意，一般而言，阳虚则寒，但阳气不仅有温煦之功，亦有固摄之力，有些时候，阳虚之象主要表现为阳气不固，散逸肌肤四肢，反见发热，治当温阳益气。俗医不知，或以外感发热汗之，或以里热清之，则误人性命。东垣悟此，著《脾胃论》以救世，甘温除热之法自此名满天下。此条与上条，皆龚廷贤先生心血，乃论病之常，而病之变不可尽举，学者当举一反三，切不可胶柱鼓瑟。

3. 白者肺气虚

- **解释**：面色苍白或皮肤白色常代表肺气虚。肺主皮毛，当肺气不足时，皮肤失去润泽，面色苍白，常伴随呼吸无力、易感冒、咳嗽等症状。

4. 黑者肾气足也

- **解释**：面色或肤色偏黑，通常与肾气充足有关。肾主水，色黑对应肾脏，当肾气充盈时，皮肤会呈现较深的颜色，表现出肾气充足的健康状态。但要注意，黑而润，方为健康；若黑而枯槁晦暗，则为病重；中医望诊之要，一在其色，二在其光，三在其位。上条白者肺气虚，乃指苍白无血之色，若白莹而红润，亦不为病。

5. 肥人湿多，瘦人火多也

- **解释**：
  - **肥人湿多**：体形肥胖的人，通常体内水湿较多，湿邪阻滞，气血运行不畅，容易出现水肿、四肢沉重等症状。
  - **瘦人火多**：体形瘦弱的人，通常体内火较多，阳气旺盛而阴液不足，容易出现内热、口干、烦躁等症状。
  - 注意，肥瘦不仅取决于身高体重比，还取决于体脂率，有些人看似很瘦，但体脂率很高，亦为肥胖多湿之人；有些人看似很胖，实则一身肌肉，身强体壮，体脂率并不高。在饥荒时期，还会出现大量瘦弱而水肿的人，先是极度瘦弱，然后水肿逐渐出现于脚部，再慢慢上移，最后泛及全身，人则死矣，这是身体机能逐渐衰竭后水气不能运化的表现。现实情况往往复杂多变，但经典揭示的基本规律永远不变。达其常者，必能极于变。

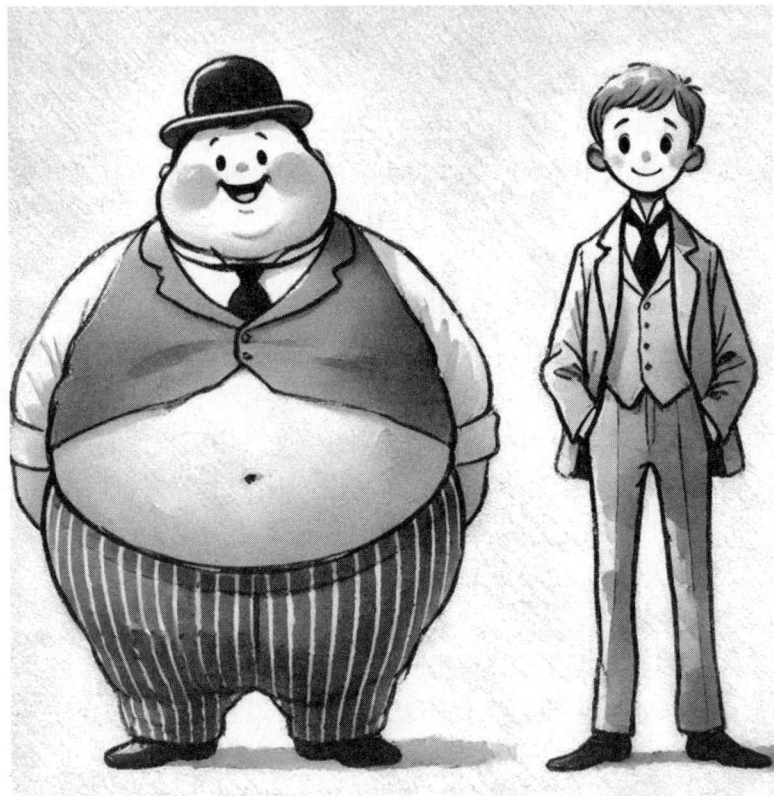

治法之选取

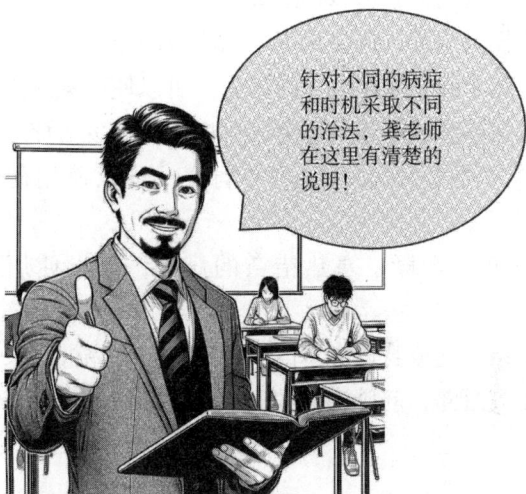

针对不同的病症和时机采取不同的治法，龚老师在这里有清楚的说明！

原文

在表者，汗而发之也。

在里者，下而夺之也。

在高者，因而越之也。（谓可吐也。）

剽悍者，下而收之也。

脏寒虚脱者，治以灸焫也。

脉病挛痹者，治以针刺也。

211

血室蓄结肿热者，治以砭石也。

气滞瘘厥寒热者，治以导引也。

经络不通、病生于不仁者，治以醪醴也。

血气凝注、病生筋脉者，治以熨药也。

白话翻译

针对表层的病症，应发汗治疗。

针对内部的病症，应以泻下法治疗。

针对高处的病症，可以通过催吐来排出。

针对剽悍的病症，应使用泻下和收敛的方法。

针对脏腑寒冷、虚弱脱力的患者，可以使用灸疗法。

针对脉络痉挛或痹症的患者，可以使用针灸治疗。

针对血室蓄积结块、肿热的病症，可以使用砭石来刺血治疗。

针对气滞、瘘厥、寒热错杂的病症，可以使用导引法来疏通。

针对经络不通或身体麻木的病症，可以使用醪酒来调理。

针对血气凝滞、筋脉疼痛的病症，可以使用熨药疗法。

解说

龚廷贤先生这段话描述了中医学中针对不同病症的治疗方法，根据病位的表里深浅、病邪的性质，以及具体的病理变化，选择适当的疗法。以下是详细说明：

1. 在表者，汗而发之也

- **解释**：如果病邪位于体表，属于表证，应当通过发汗的方式来疏散外邪。发汗法能够打开皮肤毛孔，使外感风寒或风热的邪气从体表排出。

2. 在里者，下而夺之也

- **解释**：如果病邪深入体内，属于里证，应当通过泻下法来排除积滞或内部邪气。这种疗法适合治疗实证，如便秘、腹胀等积滞病症。

3. 在高者，因而越之也。(谓可吐也。)

- **解释**：如果病邪在上部，如胃或上焦，可以通过催吐法来将病邪从上而排出。这适合于治疗上焦有邪、痰饮阻滞的病症。注意，吐法比较令人难受，须视患者承受情况酌情使用。

4. 剽悍者，下而收之也

- **解释**：如果病邪剽悍凶猛，难以控制，可以采取泻下法来收敛病情，使病邪得到控制。此为邪去而正安，但临床并非一定用下法。

5. 脏寒虚脱者，治以灸焫也

- **解释**：对于脏腑虚寒、阳气不足的病症，应该使用艾灸疗法来温补阳气，驱除体内的寒邪。艾灸可以温经散寒，增强体内阳气。

6. 脉病挛痹者，治以针刺也

- **解释**：如果病症表现为经脉挛急或痹阻（关节僵硬、疼痛），可以使用针刺疗法来疏通经络，解除经脉的痉挛和阻滞，恢复气血的正常运行。

7. 血室蓄结肿热者，治以砭石也

- **解释**：如果血室（如肝脏、子宫等处）出现热结、蓄血、肿胀等情况，应当使用砭石疗法来刺破皮肤，放出压力或热邪，从而缓解肿热。

8. 气滞痿厥寒热者，治以导引也

- **解释**：气机阻滞导致痿厥、寒热症状时，应当使用导引疗法，通过运动和伸展，疏通气血，促进气机运行，从而恢复体内平衡。

9. 经络不通、病生于不仁者，治以醪醴也

- **解释**：如果经络阻塞、气血不通，导致局部麻木不仁，可以通过饮用醪醴（发酵饮品）来温养经络，活血通络，从而改善症状。

10. 血气凝注、病生筋脉者，治以熨药也

● **解释**：如果气血凝滞于筋脉，导致疼痛或僵硬，可以使用熨药（即外敷热药）来温经活血、舒筋通络，从而缓解筋脉疼痛和僵硬。

龚廷贤先生这段话详细描述了中医学中针对不同病位和病理情况的治疗方法，包括发汗、泻下、催吐、艾灸、针刺、砭石、导引、醪醴和熨药等。根据病邪的位置、性质及症状的不同，选择适当的疗法以达到最佳的治疗效果！

这体现了中医治疗的灵活性与个体化原则。

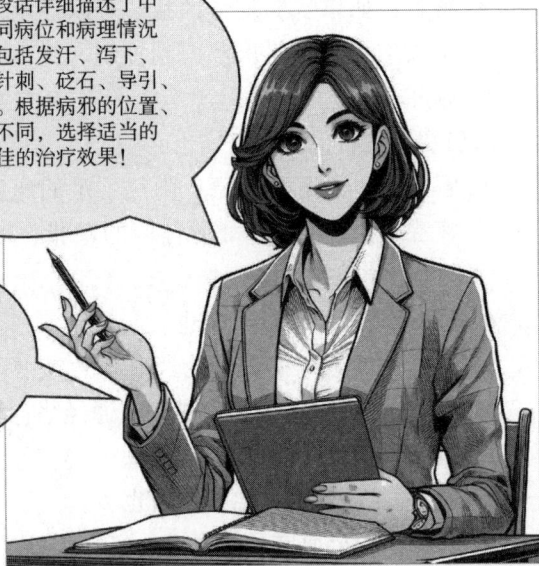

中医养生心法

原文

人能健步，以髓会绝骨也。

肩能任重，以骨会大杼也。

少壮寐而不寤者，此血有余气不足也。

老人寤而不寐者，此气有余而血不足也。

前贫后富，喜伤心也。

前富后贫，多郁火也。

开鬼门者，谓发其汗也。

洁净府者，谓利小便也。

老衰久病者，补虚为先也。

少壮新病者，攻邪为主也。

节戒饮食者，却病之良方也。

调理脾胃者，医中之王道也。

白话翻译

人能够健步如飞，是因为骨髓充盈，骨骼强健，绝骨穴的经气强旺。

肩膀能够承担重物，是因为骨骼强壮、肌肉有力，大杼穴的经气强旺。

年轻人晚上睡得好但容易醒，这是因为血多气少。

老年人容易失眠，这是因为气多血少。

如果一个人以前贫穷后来富裕，容易因为过度喜悦而伤害心脏。

如果一个人以前富裕后来贫穷，则容易因为郁闷而产生火气。

"开鬼门"是指让身体出汗。

"洁净府"是指促进小便通畅。

对于年老体弱或患病时间长的人，应以补虚为主。

对于年轻人或刚患病的人，应以攻邪为主。

控制饮食是防病的良方。

调理脾胃是医学中的根本方法。

解说

龚廷贤先生这段话蕴涵了中医养生要点，对人体的运作、疾病的预防和养生保健提出了见解。以下逐句说明其内容：

1. 人能健步，以髓会绝骨也

意思是，人之所以能够健步如飞，是因为骨髓充盈，绝骨穴的经气强旺，能够滋养骨骼。中医认为，骨髓对于骨骼的健康和运动能力有至关重要的作用。

2. 肩能任重，以骨会大杼也

这句指的是，肩膀能够承担重物，是因为骨骼健壮并且大杼穴的经气强旺，说明肩膀的强健依赖于骨骼的健全。

3. 少壮寐而不寤者，此血有余气不足也

年轻人经常能够睡得深而不容易醒来，这是因为他们的血液充足，而气相对较弱。血充盈可以养神安定，使人易于入睡。

4. 老人寤而不寐者，此气有余而血不足也

老年人常常容易醒而不易再入睡，这是由于气相对比较充足，血液相对不足。血不足则容易心神不安，导致睡眠困难。

5. 前贫后富，喜伤心也；前富后贫，多郁火也

这句话讲述了情志与健康的关系：一个人早年贫困，后来富有，容易因过度欢喜而伤害心脏；而早年富有，后来贫困的人，容易因为郁闷而积聚火气，对健康造成负面影响。

6. 开鬼门者，谓发其汗也

"鬼门"在中医中象征着人体与外界的通道，也有人直接认定鬼门就是汗孔。开鬼门指的是让人体通过出汗的方式发散病邪，达到祛邪的效果。

7. 洁净府者，谓利小便也

"洁净府"指的是排除体内的湿浊之气，具体来说就是促进小便通畅，这也是排除身体毒素、清洁内部的一种方式。

8. 老衰久病者，补虚为先也；少壮新病者，攻邪为主也

老年人或长期病患者，主要是身体虚弱所致，治疗应以补虚为主；而年轻人或新发的疾病，则以驱除邪气为主，这是因为年轻人体内正气相对充足，适合攻邪。

9. 节戒饮食者，却病之良方也

饮食节制是一种预防疾病的好方法，合理的饮食习惯对于健康至关重要，过度饮食或饮食不当容易损伤脾胃，引发疾病。

10. 调理脾胃者，医中之王道也

调理脾胃被认为是中医中最重要的治疗方法之一，因为脾胃为后天之本，主管人体的消化和吸收功能，脾胃功能正常才能保证全身健康。

中医养生心法

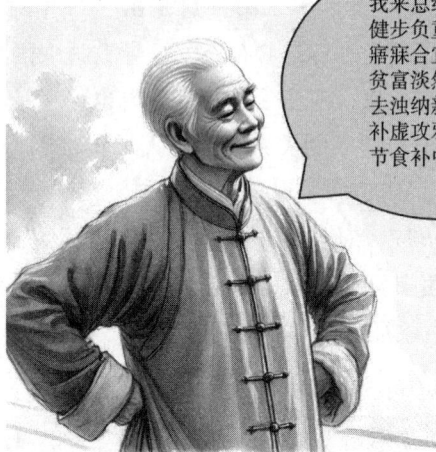

我来总结：
健步负重骨髓足
痹麻合宜气血旺
贫富淡然心常乐
去浊纳新身体强
补虚攻邪适度调
节食补中医中王

四 诊

望而知之者，谓之神，望其五色，以知其病也。

闻而知之者，谓之圣，闻其五音，以识其病也。

问而知之者，谓之工，问其所欲五味，以审其病也。

切而知之者，谓之巧，切其脉，以察其病也。

白话翻译

"望"是通过看患者的气色，以五色（红、黄、白、黑、青）来判断疾病。

"闻"是通过听患者的声音，以五音（角、徵、宫、商、羽）来分辨疾病。

"问"是通过询问患者对不同味道的欲望来判断内部状况。

"切"是通过切脉诊断，来观察病情。

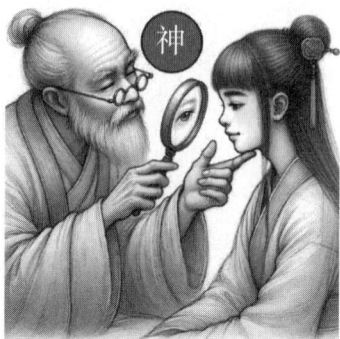

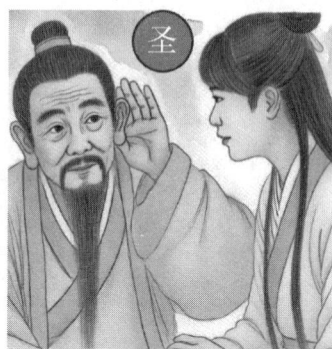

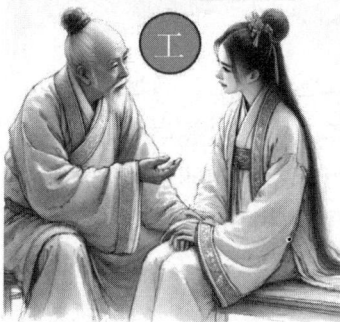

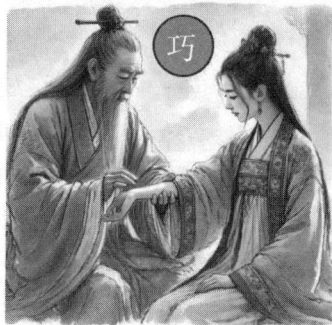

解说

　　龚廷贤先生这段话出自《难经》第六十一难，提到了"四诊"，即"望、闻、问、切"四种诊断方法，并从不同角度阐述了各诊法的高深境界。每一种诊断方法都对应着不同的诊断技术层次，分别称为"神""圣""工""巧"。以下是对这四句话的详细解释：

1. 望而知之者，谓之神，望其五色，以知其病也

　　望诊指的是通过观察患者的外表、气色、体态等来诊断疾病。这里说"望而知之者，谓之神"，是指望诊的高手通过观察患者的面色、体态甚至五脏六腑的外在表现，便能准确推测出病情。面色的五种颜色（青、赤、黄、白、黑）对应着不同的病变，例如赤色可能与心火有关，青色则可能与肝病相关。

2. 闻而知之者，谓之圣，闻其五音，以识其病也

闻诊包括听和嗅两个方面，听其声音、闻其气味。这句话强调的是听诊，通过患者发出的声音，例如语声、咳嗽声、呼吸声等来诊断疾病。五音（角、徵、宫、商、羽）不同的音质和音调可能揭示病变所在。能通过听诊准确了解病情的人被称为"圣"，因为这种诊断方法需要极高的敏感度和经验。

3. 问而知之者，谓之工，问其所欲五味，以审其病也

问诊是通过询问患者的自觉症状、生活习惯、病史等来了解病情。这里提到的"五味"（酸、苦、甘、辛、咸）是指患者对不同味道的偏好或厌恶，这可以反映内脏功能的状况。例如，偏爱酸味可能与肝的问题相关，偏爱甜味可能与脾的功能失调有关。能通过问诊精确辨别病情的人称为"工"，因为这需要技巧和耐心。

4. 切而知之者，谓之巧，切其脉，以察其病也

切诊主要是指脉诊，通过切脉了解患者的健康状况。脉象的细微变化，如脉速、脉缓、脉弱等，都能反映患者的内在病情。脉诊被认为是一种极其精妙的技术，能够准确掌握脉象变化的人被称为"巧"，因为这需要长期的经验积累和对脉象的敏锐洞察。

总结来说，这四句话分别对应了中医诊断学中的"望、闻、问、切"四种诊断方法，强调了中医诊断的精妙和高深，表现了不同诊断方法的最高境界及其在临床实践中的价值。

医学流派所重

外感，法张仲景也。
内伤，法李东垣也。
热病用刘河间也。
杂病用朱丹溪也。

白话翻译

外感病的治疗遵从张仲景的方法。
内伤病的治疗依据李东垣的理论。
热病的治疗使用刘河间的理论。
杂病的治疗则参考朱丹溪的理论。

解说

龚廷贤先生这段话提到了中国医学史上四位著名的中医学家及其各自在医学上的贡献，分别代表着中医学中不同类型疾病的治疗方法。

1. 外感法张仲景也

张仲景是中国汉代著名的医学家，被誉为"医圣"，著有《伤寒杂病论》。他特别擅长治疗"外感病"，即由外界风、寒、暑、湿等邪气侵袭人体所引起的疾病，如感冒、伤寒等。张仲景通过辨证论治的方法，总结了外感病的病理和治疗原则，奠定了中医学治疗外感病的理论基础。

2. 内伤法李东垣也

李东垣（李杲）是金元四大家之一，擅长治疗"内伤病"，即由于饮食不节、劳累过度、情志失调等内部原因所引发的疾病。他强调脾胃的重要性，提出"脾胃为后天之本"，认为内伤病多与脾胃失调有关，强调脾胃的调养和补益是治疗内伤病的关键。李东垣的《脾胃论》在中医学史上具有重要地位。

3. 热病用刘河间也

刘河间（刘完素）是金元四大家之一，提出了"六气皆从火化"的学说，认为多数疾病的发病机理与火热有关，因此被称为"寒凉派"的代表。他强调治疗热病要以清热泻火为主，运用寒凉药物来清除体内的过盛火气。刘河间的理论对于治疗各类发热性疾病有着重要影响，特别是在温病学派的发展上起到了引领作用。

4. 杂病用朱丹溪也

朱丹溪（朱震亨）也是金元四大家之一，主张"阳常有余，阴常不足"，认为人体的阴液容易亏耗，特别是现代人生活压力大，容易出现阴虚火旺的情况。他注重调理阴阳平衡，擅长治疗各种"杂病"，即不属于明确外感或内伤范畴的各类复杂疾病。朱丹溪强调滋阴降火，并在此基础上发展出"养阴派"。

事实上，各派别对于不同病种都会有应对方法，但想取得良效，最重要的还是经方基本功。龚廷贤先生这段话代表了那个时代的普遍看法。

总心法

识感、中、伤三者，标本之微甚也。

明内、外、不内外，均表里之虚实也。

必先岁气，勿伐天和也。

能合色脉，可以万全也。

天地有南北之不同也，人身有虚实之各异也。

化而裁之，存乎变也；神而明之，在乎人也。

白话翻译

了解外感、内伤和外伤这三种病的轻重缓急。

明白内因、外因、不内外因以及表里虚实的情况。

应先考虑到四季变化，不应违反自然规律。

能够结合患者的气色和脉象诊断，才能保证治疗万全。

天地有南北的区别，人体有虚实的不同。

根据变化随时调整治疗方法，关键在于医者的智慧。

解说

　　龚廷贤先生的这段总心法讨论了中医学中的一些基本原则，从疾病的诊断到治疗，以及天地人之间的相互关系。以下是对每句话的详细解释：

1. 识感、中、伤三者，标本之微甚也

这句话说的是外感、内伤与中感三者的区别与诊断。中医学中的"感"指的是外感病，即外部病邪侵袭人体。"中"可能是指人体内部气机或功能的失调，与内脏或脾胃相关。而"伤"则指内伤，即由于情志、饮食、劳倦等内在因素引起的疾病。这里强调了辨别这三者之间的区别，说明病因与病机的深浅，以及它们对应的标本虚实不同。

2. 明内、外、不内外，均表里之虚实也

这句话强调了中医病因学中"内因、外因、不内外因"三者之间的辨识必须清楚，并将它们与"表里虚实"的关系联系起来。这里强调了无论疾病是内部还是外部的，均需辨别其表里以及虚实，以确定具体的治疗方法。

3. 必先岁气，勿伐天和也

这句话提到"岁气"，即四时之气与气候的变化，与疾病的发生密切相关。中医认为，人应顺应自然，天时对健康有重要影响。"勿伐天和"的意思是不要违背自然规律，应顺应天气和季节变化，避免妄动治疗。这强调了"天人合一"的理念，强调治疗应该与自然之道协调，不可强行干预人体的自然平衡。

4. 能合色脉，可以万全也

色指的是望诊，脉是指切脉。这句话强调了色诊和脉诊相结合的重要性。如果医生能够根据患者的面色与脉象准确诊断，就能达到理想的治疗效果。中医强调"望、闻、问、切"四诊合参，其中望诊和脉诊尤为关键，这里指出了辨别病情的精确性。

5. 天地有南北之不同也，人身有虚实之各异也

天地之间的南北不同，代表着自然界的差异，如气候、环境等。同样，人体的虚实也各不相同，不同个体在健康状况和病理机理上有着差异。这句话强调了天地与人体之间的类比，体现了中医对个体差异的重视，强调辨证施治，因人而异。

6.化而裁之，存乎变也；神而明之，在乎人也

这句话探讨了中医学中的灵活性与辨证性。"化而裁之"指的是在治疗中要根据变化灵活应对，疾病的发展过程可能会变化，治疗也应随着变化而调整。"神而明之"强调医生应灵活应用知识，需具备神明般的洞察力与智慧，来应对不同的病情。这句话的核心思想是强调医者的智慧与灵活变通的重要性。

结 论

原文

医演岐黄，神圣之术也，学推孔孟仁义之心也。此前圣之确论，为医家之所宗也。诚后学之阶梯，乃云林之所述也。

白话翻译

中医学的研究是神圣的技艺，这和孔孟之道的仁义之心是一致的。古代圣人留下的确定论断，是医学的根本所在，值得后人学习和遵循，这是云林（龚廷贤先生自称）所撰写的总结。

大栋按

这是龚廷贤先生的从医心境，也是吾辈师法的对象！

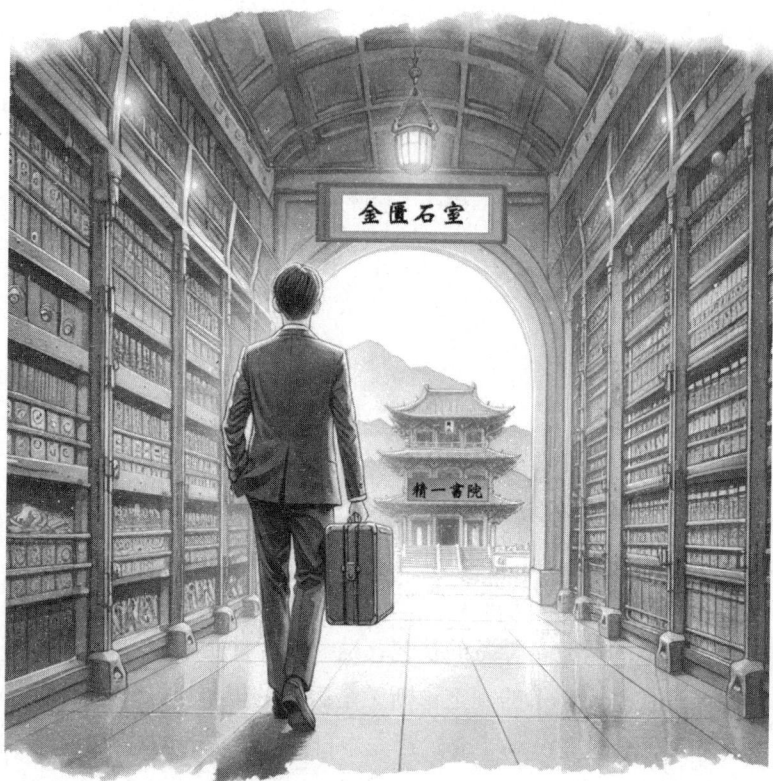

附录一：本书引用之全部原文

（《万病回春》的第一篇《万金一统述》）

万金一统述

万金者，万象之精粹也。一统者，总括之大机也。太初者，气之始也。太始者，形之始也。太素者，质之始也。天者，轻清而上浮也。地者，重浊而下凝也。阳之精者为日，东升而西坠也。阴之精者为月，夜见而昼隐也。天不足西北，故西北方阴也，而人右耳目不如左明也。地不满东南，故东南方阳也，而人左手足不如右强也。天气下降，地气上升也。阴中有阳，阳中有阴也。平旦至日中，天之阳，阳中之阳也。日中至黄昏，天之阳，阳中之阴也。合夜至鸡鸣，天之阴，阴中之阴也。鸡鸣至平旦，天之阴，阴中之阳也。（故人亦应之。）天地者，万物之上下也。阴阳者，血气之男女也。左右者，阴阳之道路也。水火者，阴阳之征兆也。金木者，生成之始终也。玄气凝空，水始生也。赤气炫空，火始生也。苍气浮空，木始生也。素气横空，金始生也。黄气际空，土始生也。天地氤氲，万物化醇也。男女媾精，万物化生也。三才者，天地人也。人者，得天地之正气，灵于万物者也。命者，天之赋也，精者，身之本也。形者，生之舍也。气者，生之足也。神者，生之制也。心者，君主之官，神明出也。肺者，相傅之官，治节出也。胆者，中正之官，决断出也。膻中者，使臣之官，喜乐出也。肝者，将军之官，谋虑出也。脾胃者，仓廪之官，五味出也。大肠者，传导之官，变化出也。小肠者，受盛之官，化物出也。肾者，作强之官，伎巧出也。膀胱者，州都之官，津液藏也。（气化则能出矣。）命门者，精神之所舍也，（男子以藏精，女子以系胞。）三阳者，太阳、阳明、少阳也；三阴者，太阴、少阴、厥阴也。阳明者，两阳合明也。（两阳合明曰明。）厥阴者，两阴交尽也。（两阴交尽曰幽。）手太阴，肺经也。（本脏经络起中府穴，终少商穴，传手阳明大肠经。）手阳明，大肠经也。（起商阳穴，终迎香穴，传足阳明胃经。）手少阴，心经也。（起极泉穴，终少冲穴，传手太阳小肠经。）手太阳，小肠经也。（起少泽穴，终听宫穴，注足太阳膀胱经。）手厥阴，心胞络也。（起天池穴，终中冲穴，传手少阳三焦经。）手少阳，三焦经也。（起关冲穴，终耳门穴，出足少阳胆经。）足太阳，膀胱经也。（起睛明穴。终至阴穴，注足少阴肾经。）足少阴，肾经也。（起涌泉穴，终俞府穴，传手厥阴心包络经。）足少阳，胆经也。（起瞳子髎穴，终窍阴穴，传足厥阴肝经。）足厥阴，肝经也。（起大敦穴，终期门穴，复传手太阴肺经。）足阳明，胃经也。（起头维穴，终厉兑穴，传足太阴脾经。）足太阴，脾经也。（起隐白穴，终大包穴，传手少阴心经。）

　　头者，诸阳之会也。鼻者，属肺，鼻和则知香臭也。目者，属肝，目和则知黑白也。口者，属脾，口和则知谷味也。舌者，属心，舌和则知五味也。耳者，属肾，耳和则知五音也。肺开窍于鼻也，心开窍于舌也，脾开窍于口也，肝开窍于目也，肾开窍于耳也。齿者，肾之标，骨之余也。发者，属心，禀火气也。须者，属肾，禀水气也。眉者，属肝，禀木气也。毛者，属肺，禀金气也。咽者，咽物，通水谷，接三脘，以通胃也，呵欠者，胃也。喉者，候气，有九节通五脏，以系肺也。善嚏者，肺气也。声音者，根出于肾也。善噫者，脾气也。发者，血之余也，爪者，筋之余也。神者，气之余也。目得血而能视也，耳得血而能听也，手得血而能摄也，掌得血而能握也，足得血而能步也，脏得血而能液也，腑得血而能气也。魂者，神明之辅弼也。魄者，积气之匡佐也。营者，水谷之精气也，卫者，水谷之悍气也。直行者，谓之经也；旁行者，谓之络也。脉者，天真委和之气也。三部者，尺关寸。九候者，浮中沉也。五脏者，心肝脾肺肾也。六腑者，胆胃大肠小肠膀胱三焦也。

左手寸口，心与小肠之脉所出，君火也。左手关部，肝与胆之脉所出，风木也。左手尺部，肾与膀胱之脉所出，寒水也。右手关部，脾与胃之脉所出，湿土也。右手寸口，肺与大肠之脉所出，燥金也。右手尺部，命门与三焦之脉所出，相火也。每部中各有浮、中、沉三候。三候，三而三之，为九候也。浮者，主皮肤，候表及腑也；中者，主肌肉，以候胃气也；沉者，主筋骨，候里及脏也。寸为阳，为上部，法天，为心肺，以应上焦，主心胸以上至头之有疾也。关为阴阳之中，为中部，法人，为肝脾，以应中焦，主膈以下至脐之有疾也。尺为阴，为下部，法地，为肾命，以应下焦，主脐以下至足之有疾也。四时之脉者，弦、钩、毛、石也。春脉弦者肝，东方木也。夏脉钩者心，南方火也。秋脉毛者肺，西方金也。冬脉实者肾，北方水也。四季脉迟缓者脾，中央土也。四时平脉者，六脉俱带和缓也。（谓有胃气，有胃气曰生；无胃气曰死。）

一呼一吸者，为一息也。一息四至者，为平脉也。太过不及者，病脉也。关格覆溢者，死脉也。三迟二败，冷而危也。六数七极，热生多也。八脱九死十归墓也，十一十二绝魂也，两息一至死脉也。

五行者，金木水火土也。相生者，谓金生水、水生木、木生火、火生土、土生金是也。相克者，谓金克木、木克土、土克水、水克火、火克金是也。相生者，吉也，相克者，凶也。心若见沉细，肝见短涩，肾见迟缓，肺见洪大，脾见弦长，皆遇克也。心若见缓，肝见洪，肺见沉，脾见涩，肾见弦，皆遇我之所生也。男子左手脉常大于右手为顺也；女子右手脉常大于左手为顺也。男子尺脉常弱，寸脉常盛，是其常也；女子尺脉常盛，寸脉常弱，是其常也。男得女脉，为不足也；女得男脉，为不足也。男子不可久泻也；女子不可久吐也。

左手属阳，右手属阴也。关前属阳，关后属阴也。汗多亡阳，下多亡阴也。诸阴为寒，诸阳为热也。

人迎者，左手关前一分是也。气口者，右手关前一分是也。人迎以候天之六气，风、寒、暑、湿、燥、火之外感也。人迎浮盛，则伤风也；紧盛，则伤寒也；虚弱，则伤暑也；沉细，则伤湿也；虚数，则伤热也。气口以候人之七情，喜、怒、忧、思、悲、恐、惊之内伤也。喜者，则脉数也；怒者，则脉激也；忧者，则脉涩也；思者，则脉结也；悲者，则脉紧也；恐者，则脉沉也，惊者，则脉动也。人迎脉紧盛大于气口一倍，为外感风与寒，皆属于表，为阳也、腑也。气口脉大于人迎一倍，脉紧盛为伤食，为劳倦，皆属于里，为阴也、脏也。人迎气口俱紧盛，此为夹食伤寒，为内伤外感也。男子久病，气口充于人迎者，有胃气也。女子久病，人迎充于气口者，有胃气也。（病虽重可治，反此者逆。）

外因者，六淫之邪也；内因者，七情之气也；不内外因者，饮食劳倦跌仆也。

浮、沉、迟、数、滑、涩者，为六脉也，浮者，为阳在表、为风、为虚也。沉者，为阴在里，为湿、为实也。迟者在脏，为寒、为冷、为阴也。数者在腑，为热、为燥、为阳也。滑者，血多气少也。（滑为血有余。）涩者，气多血少也。（涩为气浊滞。）

八要者，表里虚实寒热邪正是也。八脉者，浮沉迟数滑涩大缓是也。表者脉浮，以别之病不在里也。里者脉沉，以别之病不在表也。虚者脉涩，以别之五虚也。实者脉滑，以别之五实也。寒者脉退，以别之脏腑积冷也。热者脉数，以别之脏腑积热也。邪者脉大，以别之外邪相干也。正者脉缓，以别之外无邪干也。洪、弦、长、散、浮之类也，伏、实、短、牢、沉之类也，细、小、微、败、迟之类也，疾、促、紧、急、数之类也，动、摇、流、利、滑之类也，芤、虚、结、滞、涩之类也，坚、实、钩、革、大之类也，濡、弱、柔、和、缓之类也。

七表者，浮、芤、滑、实、弦、紧、洪是也。浮者不足，举有余也；芤者中空，两畔居也；滑者如珠，中有力也；实者逼逼与长俱也；弦者如按弓弦状也，紧者牵绳转索是也；洪者按之皆极大也；浮为中风，芤失血也；滑吐实下分明别也；弦为拘急，紧为疼也；洪大从来偏主热也。

八里者，微、沉、缓、涩、迟、伏、濡、弱也。微者如有又如无也；沉者举无按有余也；迟缓息间三度至也；濡者散止细仍虚也；伏者切骨沉相类也；弱者沉微指下图也；涩者如刀轻刮竹也；迟寒缓结微为痞也；涩因血少沉气滞也；伏为积聚濡不足也；弱则筋痿少精气也。

九道者，长、短、虚、促、结、代、牢、动、细也。长者流利通三部也；短者本部不及细也；促者来数急促歇也；虚者迟大无力软也；结者时止而迟缓也；代者不还真可吁也；牢者如弦沉更实也；动者鼓动无定居也；细者虽有但如线也；长为阳毒三焦热也；短气壅郁未得倡也，促阳气拘时兼滞也；虚为血少热生惊也；代主气耗细气少也；牢气满急时主疼也；结主积气闷兼痛也，动是虚劳血痢崩也。

六死者，雀啄、屋漏、弹石、解索、鱼翔、虾游也。雀啄连来三五啄也，屋漏半日一点落也，弹石硬来寻即散也；解索搭指即散乱也；鱼翔似有亦似无也；虾游静中跳一跃也。

奇经八脉者，阳维、阴维、阳跷、阴跷、冲脉、任脉、督脉、带脉也。阳维者为病，苦寒热也；阴维者为病，苦心痛也；阳跷者为病，阴缓而阳急也；阴跷者为病，阳缓而阴急也；冲之为病，气逆而里急也；督之为病，脊强而厥冷也；任之为病，其内苦结，男为七疝，女为瘕聚也；带之为病，腹满腰胀，溶溶若坐水中也。

中风宜迟浮，忌急实也。伤寒宜洪大，忌沉细也。咳嗽宜浮濡，忌沉伏也。腹胀宜浮大，忌虚小也。下利宜微小，忌浮洪也。狂疾宜实大，忌沉细也。霍乱宜浮洪，忌微迟也，消渴宜数大，忌虚小也。水气宜浮大，忌沉细也。鼻衄宜沉细，忌浮大也。心腹疼痛宜沉细，忌浮大也。上气浮肿宜浮滑，忌微细也。头痛宜浮滑，忌短涩也。喘急宜浮滑，忌涩脉也。唾血宜沉弱，忌实大也。金疮宜微细，忌紧数也。中恶宜紧细，忌浮大也。中毒宜数大，忌微细也。吐血宜沉小，忌实大也。肠癖宜沉迟，忌数疾也。内伤宜弦紧，忌小弱也。风痹宜虚濡，忌紧急也。温病发热，忌微小也。腹中有积，忌虚弱也。病热，忌脉静也。病泄，忌脉大也。翻胃宜浮缓，忌沉涩也。咳逆宜浮缓，忌弦急也。诸气宜浮紧，忌虚弱也。痞满宜滑脉，忌涩脉也。妇人带下宜迟滑，忌虚浮也。妇人妊娠宜洪大，忌沉细也。产妇面赤舌青，母活子死也，面青舌青沫出，母死子活也；唇口俱青，子母俱死也。妇人已产，宜小实，忌虚浮也。妇人劳虚，右寸数者，死也；鱼口气急者，死也，循衣摸床者，死也；口臭不可近者，死也；面肿、色苍黑者，死也；发直如麻者，死也；遗尿不知者，死也；舌卷卵缩者，死也；眼目直视者，死也；面无光者、牙根黑者，死也；汗出身体不凉者，死也；头面痛、卒视无所见者，死也；黑色入耳、目、鼻，渐入口者，死也；温病大热，脉细小者，死也。人病脉不病者，名内虚也。温病汗出不至足者，死也。病若闭目不欲见人者，宜强急而长，忌浮短而涩也。病若开目而渴，心下牢者，宜紧实而数，忌浮涩而微也。病若吐血复衄血者，宜沉细，忌浮大而牢也。病若谵言妄语，身当有热，脉宜洪大，忌手足厥逆，脉细而微也。病若大腹而泄者，宜微细而涩，忌紧大而滑也。

诸风掉眩者，皆属于肝也。诸寒收引者，皆属于肾也。诸湿肿满者，皆属于脾也。诸痿喘呕者，皆属于胃也。诸痛痒疮者，皆属于心也。瘦脱形发热、脉坚急者，死也。诸热瞀瘛，皆属于火，手少阳三焦经也。（瞀，昏也。瘛，跳动也。）诸禁鼓栗，如丧神守，皆属于火，手少阴心经也。（禁冷也。）诸逆冲上，皆属于火，手厥阴心胞络经也。诸痉强直，皆属于湿，足太阳膀胱经也。诸腹胀大，皆属于热，足太阴脾经也。诸燥狂越，皆属于火，足阳明胃经也。诸暴强直，皆属于风，足厥阴肝经也。诸病有声，鼓之如鼓，皆属于热，手太阴肺经也。诸病胕肿，酸疼惊骇，皆属于火，手阳明大肠经也。（胕肿，足皆肿也。）诸转反戾，水液浑浊，皆属于热，手太阳小肠经也。诸病水液，澄澈清冷，皆属于寒，足少阴肾经也。诸呕吐酸，暴注下迫，皆属于热，足少阳胆经也。（暴注，卒然泻也。下迫，里急后重也。）

五虚者，脉细、皮寒、气少、泄利前后、饮食不入是也。（糜粥入胃，泄泻止则生。）五实者，脉盛、皮热、腹胀、前后不通、闷瞀是也。（泻之，大小通利而得汗者生。）五胜者，气盛则动，热胜则肿，燥胜则干，寒胜则浮，湿胜则濡泄也。五恶者，心恶热，肺恶寒，肝恶风，脾恶湿，肾恶燥也。六脱者，脱气、脱血、脱津、脱液、脱精、脱神也。五劳者，久视伤血，劳于心也，久卧伤气，劳于肺也；久坐伤肉，劳于脾也，久立伤骨，劳于肾也，久行伤筋，劳于肝也。尽力谋虑劳伤乎肝，应筋极也。曲运神机劳伤乎脾，应肉极也。意外过思劳伤乎心，应脉极也。预事而忧劳伤乎肺，应气极也。矜持志节劳伤乎肾，应骨极也。

头者，精神之府。头倾视深，精神将脱也。背者，胸中之府。背屈肩垂，腑将坏也。腰者，肾之府。转摇不动，肾将惫也。骨者，髓之府。不能久立，则振掉，骨将惫也。膝者，筋之府。屈伸不能行，则偻俯，筋将惫也。

一损损于皮毛，皮聚而毛落也；二损损于血脉，血脉虚少，不能荣于脏腑也；三损损于肌肉，肌肉消瘦，饮食不能为肌肤也；四损损于筋，筋缓不能自收持也；五损损于骨，骨痿不能起于床也。从上下者，骨痿不能起于床者，死也；从下上者，皮聚而毛落者，死也。肺主皮毛，损其肺者，益其气也。心主血脉，损其心者，调其荣卫也。脾主肌肉，损其脾者，调其饮食，适其寒温也。肝主筋，损其筋者，缓其中也。肾主骨，损其骨者，益其精也。忧愁思虑，则伤心也。形寒饮冷，则伤肺也。恚怒气逆，则伤肝也。饮食劳倦，则伤脾也。坐湿入水，则伤肾也。亢则害，承乃制也。寒极则生热也。热极则生寒也。木极而似金也。火极而似水也。土极而似木也。金极而似火也。水极而似土也。

五郁者，泄、折、达、发、夺也。木郁达之谓吐之，令其条达也。火郁发之谓汗之，令其疏散也。土郁夺之谓下之，令无壅滞也。金郁泄之谓渗泄，解表利小便也。水郁折之谓抑之，制其冲逆也。心下逆满者，下之过也。气上冲胸，起则眩晕者，吐之过也。肉眴筋惕，足蜷恶寒者，汗之过也。

脱阳者见鬼，气不守也；脱阴者目盲，血不荣也。重阳者狂，气并于阳也；重阴者癫，血并于阴也。气留而不行者，为气先病也；血壅而不濡者，为血后病也。五脏不和，则九窍不通也；六腑不和，则流结为壅也，手屈而不伸者，病在筋也；手伸而不屈者，病在骨也。瘈者，筋脉急而缩也，疭者，筋脉缓而伸也。搐搦者，手足牵引，一伸一缩也。舌吐不收者，阳强也；舌缩不能言者，阴强也。

春伤于风，夏必飧泄也；夏伤于暑，秋必痎疟也，秋伤于湿，冬必咳嗽也；冬伤于寒，春必温病也。风者，百病之长也。风痱者，谓四肢不收也。偏枯者，谓半身不遂也。风懿者，谓奄忽不知人也。风痹者，谓诸痹类风状也。瘫者，坦也，筋脉弛纵，坦然而不举也。痪者，涣也，血气散满，涣而不用也。

太阳则头痛、身热、脊强也。寒者，天地杀厉之气也。阳明则目痛、鼻干、不眠也。伤风者，身热、有汗、恶风也，伤寒者，身热、无汗、恶寒也。少阳则耳聋、胁痛、寒热、呕而口苦也。太阴则腹满、自利、尺寸沉而津不到咽也。少阴则舌干而口燥也。厥阴则烦满而囊拳（蜷）也。表热者，翕然而热也。里热者，蒸蒸而热也。项背强者，太阳表邪也，恶风者，见风则怯也。发热恶寒者，发于阳也；无热恶寒者，发于阴也；寒热往来者，阴阳相胜也。烦热者，热邪传里也。煎厥者，气热烦劳也。薄厥者，气逆大甚也。解㑊者，脊脉痛，少气不欲言也。四肢不收者，脾病也。肉痿者，肌肉不仁也。肉蠕动者，脾热也。

五饮者，支饮、留饮、痰饮、溢饮、气饮也。五泄者，脾泄、胃泄、大肠泄、小肠泄、大瘕泄也。（又有飧泄、胃泄、洞泄、濡泄、鹜溏之类。）脾泄者，腹胀呕逆也；胃泄者，饮食不化也；大肠泄者，食已窘迫也；小肠泄者，泄便脓血也；大瘕泄者，里急后重也。鹜溏泄者，大肠有寒也。肠垢者，大肠有热也。飧泄者，食不化，脾病也。脾约者，大便坚而小便利也。五膈者，忧、恚、寒、热、气也。五噎者，忧、思、劳、食、气也。九气者，喜、怒、忧、思、悲、恐、惊、劳、寒、暑也。五积者，五脏之所生也。六聚者，六腑之所成也。肝积在左胁，肥气也；肺积在右胁，息奔也；心积在脐上，伏梁也；肾积在脐下，奔豚也；脾积居中，痞气也。五疸者，黄汗、黄疸、酒疸、谷疸、女劳疸也。五轮者，风、血、肉、气、水也。八廓者，天、地、水、火、风、云、山、泽也。五瘿者，肉瘿、筋瘿、血瘿、气瘿、石瘿也。六瘤者，骨瘤、脂瘤、肉瘤、脓瘤、血瘤、石瘤也。九种心痛者，饮、食、风、冷，热、悸、虫、疰、去来痛也。七疝者，寒、水、筋、血、气、狐、癞也。三消者，多属血虚也。上消者，肺也；中消者，胃也；下消者，肾也。五痔者，牝、牡、血、脉、肠痔也。五淋者，气、砂、血、膏、劳也。五痹者，皮痹、脉痹、肌痹、骨痹、筋痹也。（又有痛痹、着痹、行痹、周痹。）痛痹者，筋骨掣痛也；着痹者，着而不行也；行痹者，走痛不定也；周痹者，周身疼痛也。

肾移寒于肝，则痈肿少气也；脾移寒于肝，则痈肿筋挛也。肝移寒于心，则狂、隔中也。心移寒于肺，则肺消。肺消者，饮一溲二也，死不治。肺移寒于肾，为涌水。涌水者，按腹不坚，水气客于大肠，疾行则鸣濯濯，如囊裹浆，水之病也。脾移热于肝，则为惊衄也。肝移热于心，则死也。心移热于肺，传为隔消也。肺移热于肾，传为柔痓也。肾移热于脾，传为虚肠癖，死不可治也。胞移热于膀胱，则癃，溺血也。膀胱移热于小肠，膈肠不便，上为口糜也。小肠移热于大肠，为虑瘕，为沉也。大肠移热于胃，善食而瘦，谓之食㑊。胃移热于胆，亦曰食㑊。胆移热于脑，则辛頞鼻渊。鼻渊者，浊涕下不止也。

五味者，辛、甘、苦、酸、咸也。多食辛，则筋急而爪枯也。多食甘，则骨痛而发落也。多食苦，则皮槁而发拔也。多食酸，则肉胝䐃而唇揭也。多食咸，则脉凝注而变色也。酒者，气厚上升，阳也。肉者，味厚下降，阴也。味之薄者，为阴中之阳，味薄则通，酸、苦、平、咸是也。味之厚者，为阴中之阴，味厚则泄，酸、苦、咸，寒是也。气之薄者，为阳中之阴。气薄则发泄，辛、甘、淡、平、寒、凉是也。气之厚者，为阳中之阳。气厚则发热，辛、甘、温、热是也。轻清成象，（味薄茶之类，）本乎天者，亲上也。重浊成形，（味厚大黄之类，）本乎地者，亲下也。（各从其类。）气味辛甘发散为阳也；气味酸苦涌泄为阴也。清阳发腠理，清之清者也。（清肺以助天真。）清阳实四肢，清之浊者也。（荣华腠理。）浊阴归六腑，浊之浊者也。（坚强骨髓。）浊阴走五脏，浊之清者也。（荣养于神。）

七方者，大、小、缓、急、奇、偶、复也。大者，君一臣三佐九，制之大也。（远而奇偶，制其大服也。大则数少，少则二之。肾肝位远，服汤散不厌频而多。）小者，君一臣二，制之小也。（近而奇偶，制小其服也。小则数多，多则九之。心肺位近，服汤散不厌频而少。）缓者补上、治上制以缓，缓则气味薄也。（治主以缓，缓则治其本。）急者补下、治下制以急，急则气味厚也。（治主以急，急则治其标。）奇者，君一臣二，奇之制；君二臣三，奇之制也。（阳数奇。）偶者，君二臣四，偶之制也：君二臣六，偶之制也。（阴数偶。）复者，奇之不去则偶之，是为重方也。

十剂者，宣、通、补、泻、轻、重、滑、涩、燥、湿、寒、热也。宣可以去壅，姜、橘之属是也。通可以去滞，木通、防己之属是也。补可以去弱，人参、羊肉之属是也。泻可以去闭，葶苈、大黄之属是也。轻可以去实，麻黄、葛根之属是也。重可以去怯，磁石、铁浆之属是也。滑可以去着，冬葵子、榆白皮之属是也。涩可以去脱，牡蛎、龙骨之属是也。燥可以去湿，桑白皮、赤小豆之属是也。湿可以去枯，白石英、紫石英之属是也。寒可以去热，大黄、朴硝之属是也。热可以去寒，附子、官桂之属是也。

百病昼则增剧，夜则安静，是阳病有余，乃气病而血不病也；夜则增剧，昼则安静，是阴病有余，乃血病而气不病也；昼则发热，夜则安静，是阳气自旺于阳分也；昼则安静，夜则发热、烦躁，是阳气下陷入阴中也（名曰热入血室）；昼则发热、烦躁，夜亦发热、烦躁，是重阳无阴也（当亟泻其阳，峻补其阴）；夜则恶寒，昼则安静，是阴血自旺于阴分也；夜则安静，昼则恶寒，是阴气上溢于阳中也；夜则恶寒，昼亦恶寒，是重阴无阳，当亟泻其阴，峻补其阳也；昼则恶寒，夜则烦躁，饮食不入，名曰阴阳交错者，死也。

火多水少，为阳实阴虚，其病为热也；水多火少，为阴实阳虚，其病为寒也。白者肺气虚，黑者肾气足也。肥人湿多。瘦人火多也。

在表者，汗而发之也；在里者，下而夺之也；在高者，因而越之也（谓可吐也）；剽悍者，下而收之也。脏寒虚脱者，治以灸爆也。脉病挛痹者，治以针刺也。血室蓄结肿热者，治以砭石也。气滞痿厥寒热者，治以导引也。经络不通、病生于不仁者，治以醪醴也。血气凝注、病生筋脉者，治以熨药也。

人能健步，以髓会绝骨也。肩能任重，以骨会大杼也。少壮寐而不寤者，此血有余气不足也。老人寤而不寐者，此气有余而血不足也。前贫后富，喜伤心也；前富后贫，多郁火也。开鬼门者，谓发其汗也。洁净府者，谓利小便也。老衰久病者，补虚为先也；少壮新病者，攻邪为主也。节戒饮食者，却病之良方也。调理脾胃者，医中之王道也。

望而知之者，谓之神，望其五色，以知其病也。闻而知之者，谓之圣，闻其五音，以识其病也。问而知之者，谓之工，问其所欲五味，以审其病也。切而知之者，谓之巧，切其脉，以察其病也。

外感法张仲景也；内伤法李东垣也；热病用刘河间也；杂病用朱丹溪也。识感、中、伤三者，标本之微甚也。明内、外、不内外，均表里之虚实也。必先岁气，勿伐天和也。能合色脉，可以万全也。天地有南北之不同也，人身有虚实之各异也。化而裁之，存乎变也；神而明之，在乎人也。医演岐黄，神圣之术也，学推孔孟，仁义之心也。此前圣之确论，为医家之所宗也。诚后学之阶梯，乃云林之所述也。

附录二：精一书院对《万病回春》的第一篇《万金一统述》之整理

万金者，万象之精粹也。一统者，总括之大机也。

总论

太初者，气之始也。
太始者，形之始也。
太素者，质之始也。

◎ 天地阴阳

天者，轻清而上浮也。
地者，重浊而下凝也。
阳之精者为日，东升而西坠也。
阴之精者为月，夜见而昼隐也。
天不足西北，故西北方阴也，而人右耳目不如左明也。地不满东南，故东南方阳也，而人左手足不如右强也。
天气下降，地气上升也。
阴中有阳，阳中有阴也。
平旦至日中，天之阳，阳中之阳也。日中至黄昏，天之阳，阳中之阴也。合夜至鸡鸣，天之阴，阴中之阴也。鸡鸣至平旦，天之阴，阴中之阳也。（故人亦应之。）

天地者，万物之上下也。

阴阳者，血气之男女也。

左右者，阴阳之道路也。

水火者，阴阳之征兆也。

金木者，生成之始终也。

玄气凝空，水始生也。

赤气炫空，火始生也。

苍气浮空，木始生也。

素气横空，金始生也。

黄气际空，土始生也。

天地氤氲，万物化醇也。男女媾精，万物化生也。

三才者，天地人也。

人者，得天地之正气，灵于万物者也。

命者，天之赋也。

精者，身之本也。

形者，生之舍也。

气者，生之足也。

神者，生之制也。

◎ 灵兰秘典之十二藏之相使

心者，君主之官，神明出也。

肺者，相傅之官，治节出也。

胆者，中正之官，决断出也。

膻中者，使臣之官，喜乐出也。

肝者，将军之官，谋虑出也。

脾胃者，仓廪之官，五味出也。

大肠者，传导之官，变化出也。

小肠者，受盛之官，化物出也。

肾者，作强之官，伎巧出也。

膀胱者，州都之官，津液藏也。（气化则能出矣。）

命门者，精神之所舍也。（男子以藏精，女子以系胞。）

◎ 三阴三阳及十二经络

三阳者，太阳、阳明、少阳也。

三阴者，太阴、少阴、厥阴也。

阳明者，两阳合明也。（两阳合明曰明。）

厥阴者，两阴交尽也。（两阴交尽曰幽。）

手太阴，肺经也。（本脏经络起中府穴，终少商穴，传手阳明大肠经。）

手阳明，大肠经也。（起商阳穴，终迎香穴，传足阳明胃经。）

手少阴，心经也。（起极泉穴，终少冲穴，传手太阳小肠经。）

手太阳，小肠经也。（起少泽穴，终听宫穴，注足太阳膀胱经。）

手厥阴，心胞络也。（起天池穴，终中冲穴，传手少阳三焦经。）

手少阳，三焦经也。（起关冲穴，终耳门穴，出足少阳胆经。）

足太阳，膀胱经也。（起睛明穴。终至阴穴，注足少阴肾经。）

足少阴，肾经也。（起涌泉穴，终俞府穴，传手厥阴心包络经。）

足少阳，胆经也。（起瞳子髎穴，终窍阴穴，传足厥阴肝经。）

足厥阴，肝经也。（起大敦穴，终期门穴，复传手太阴肺经。）

足阳明，胃经也。（起头维穴，终厉兑穴，传足太阴脾经。）

足太阴，脾经也。（起隐白穴，终大包穴，传手少阴心经。）

◎ 五官

头者，诸阳之会也。

鼻者，属肺，鼻和则知香臭也。

目者，属肝，目和则知黑白也。

口者，属脾，口和则知谷味也。

舌者，属心，舌和则知五味也。

耳者，属肾，耳和则知五音也。

肺开窍于鼻也，心开窍于舌也，脾开窍于口也，肝开窍于目也，肾开窍于耳也。

齿者，肾之标，骨之余也。

发者，属心，禀火气也。

须者，属肾，禀水气也。

眉者，属肝，禀木气也。

毛者，属肺，禀金气也。

咽者，咽物，通水谷，接三脘，以通胃也。

呵欠者，胃也。

喉者，候气，有九节通五脏，以系肺也。

善嚏者，肺气也。

声音者，根出于肾也。

善噫者，脾气也。

◎ 有形之间

发者，血之余也。

爪者，筋之余也。

神者，气之余也。

目得血而能视也。

耳得血而能听也。

手得血而能摄也。

掌得血而能握也。

足得血而能步也。

脏得血而能液也。

腑得血而能气也。

◎ 气之说明

魂者，神明之辅弼也。

魄者，积气之匡佐也。

营者，水谷之精气也，

卫者，水谷之悍气也。

脉学

◎ 脉学基础

直行者，谓之经也。

旁行者，谓之络也。

◎ 三部九候五脏六腑

脉者，天真委和之气也。

三部者，尺关寸也。

九候者，浮中沉也。

五脏者，心肝脾肺肾也。

六腑者，胆胃大肠小肠膀胱三焦也。

左手寸口，心与小肠之脉所出，君火也。

左手关部，肝与胆之脉所出，风木也。

左手尺部，肾与膀胱之脉所出，寒水也。

右手关部，脾与胃之脉所出，湿土也。

右手寸口，肺与大肠之脉所出，燥金也。

右手尺部，命门与三焦之脉所出，相火也。

◎ 浮、中、沉

每部中各有浮、中、沉三候也。三候，三而三之，为九候也。

浮者，主皮肤，候表及腑也。

中者，主肌肉，以候胃气也。

沉者，主筋骨，候里及脏也。

◎ 寸、关、尺

寸为阳，为上部，法天，为心肺，以应上焦，主心胸以上至头之有疾也。

关为阴阳之中，为中部，法人，为肝脾，以应中焦，主膈以下至脐之有疾也。

尺为阴，为下部，法地，为肾命，以应下焦，主脐以下至足之有疾也。

◎ 四季脉象

四时之脉者，弦、钩、毛、石也。

春脉弦者肝，东方木也。

夏脉钩者心，南方火也。

秋脉毛者肺，西方金也。

冬脉实者肾，北方水也。

四季脉迟缓者脾，中央土也。四时平脉者，六脉俱带和缓也。（谓有胃气，有胃气曰生；无胃气曰死。）

◎ 脉之息至

一呼一吸者，为一息也。

一息四至者，为平脉也。

太过不及者，病脉也。

关格覆溢者，死脉也。

三迟二败，冷而危也。

六数七极，热生多也。

八脱九死十归墓也。

十一十二绝魂也。

两息一至死脉也。

◎ 五行

五行者，金木水火土也。

相生者，谓金生水、水生木、木生火、火生土、土生金是也。

相克者，谓金克木、木克土、土克水、水克火，火克金是也。

相生者，吉也，相克者，凶也。

◎ 脉与生克

心若见沉细，肝见短涩，肾见迟缓，肺见洪大，脾见弦长，皆遇克也。心若见缓，肝见洪，肺见沉，脾见涩，肾见弦，皆遇我之所生也。

男子左手脉常大于右手为顺也；女子右手脉常大于左手为顺也。

男子尺脉常弱，寸脉常盛，是其常也。

女子尺脉常盛，寸脉常弱，是其常也。

男得女脉，为不足也；女得男脉，为不足也。

男子不可久泻也；女子不可久吐也。

左手属阳，右手属阴也。

关前属阳，关后属阴也。

汗多亡阳，下多亡阴也。诸阴为寒，诸阳为热也。

◎ 人迎、气口脉

人迎者，左手关前一分是也。

气口者，右手关前一分是也。

人迎以候天之六气，风、寒、暑、湿、燥，火之外感也。

人迎浮盛。则伤风也；紧盛，则伤寒也；虚弱，则伤暑也；沉细，则伤湿也；虚数，则伤热也。

气口以候人之七情，喜、怒、忧、思、悲、恐、惊之内伤也。

喜者，则脉数也。

怒者，则脉激也。

忧者，则脉涩也。

思者，则脉结也。

悲者，则脉紧也。

恐者，则脉沉也。

惊者，则脉动也。

人迎脉紧盛大于气口一倍，为外感风与寒，皆属于表，为阳也、腑也。

气口脉大于人迎一倍，脉紧盛为伤食、为劳倦，皆属于里，为阴也、脏也。

人迎气口俱紧盛，此为夹食伤寒，为内伤外感也。

男子久病，气口充于人迎者，有胃气也。女子久病，人迎充于气口者，有胃气也。（病虽重可治，反此者逆。）

◎ 脉与病因学

外因者，六淫之邪也；内因者，七情之气也；不内外因者，饮食劳倦跌仆也。

浮、沉、迟、数、滑、涩者，为六脉也。

浮者，为阳在表、为风、为虚也。

沉者，为阴在里，为湿、为实也。

迟者在脏，为寒、为冷、为阴也。

数者在腑，为热、为燥、为阳也。

滑者，血多气少也。（滑为血有余。）

涩者，气多血少也。（涩为气浊滞。）

◎ 八要、八脉

八要者，表里虚实寒热邪正是也。

八脉者，浮沉迟数滑涩大缓是也。

◎ 八要、八脉之间的关系

表者脉浮，以别之病不在里也。

里者脉沉，以别之病不在表也。

虚者脉涩，以别之五虚也。

实者脉滑，以别之五实也。

寒者脉退，以别之脏腑积冷也。

热者脉数，以别之脏腑积热也。

邪者脉大，以别之外邪相干也。

正者脉缓，以别之外无邪干也。

◎ 八脉统摄诸脉

洪、弦、长、散，浮之类也。

伏、实、短、牢，沉之类也。

细、小、微、败，迟之类也。

疾、促、紧、急，数之类也。

动、摇、流、利，滑之类也。

芤、虚、结、滞，涩之类也。

坚、实、钩、革，大之类也。

濡、弱、柔、和，缓之类也。

◎ 七表

七表者，浮、芤、滑、实、弦、紧、洪是也。

浮者不足，举有余也。

芤者中空，两畔居也。

滑者如珠，中有力也。

实者逼逼与长俱也。

弦者如按弓弦状也。

紧者牵绳转索是也。

洪者按之皆极大也。

浮为中风，芤失血也。

滑吐实下分明别也。

弦为拘急，紧为疼也。

洪大从来偏主热也。

◎ 八里

八里者，微、沉、缓、涩、迟、伏、濡、弱也。

微者如有又如无也。

沉者举无按有余也。

迟缓息间三度至也。

濡者散止细仍虚也。

伏者切骨沉相类也。

弱者沉微指下图也。

涩者如刀轻刮竹也。

迟寒缓结微为痞也。

涩因血少沉气滞也。

伏为积聚濡不足也。

弱则筋痿少精气也。

◎ 九道

九道者，长、短、虚、促、结、代、牢、动、细也。

长者流利通三部也。

短者本部不及细也。

促者来数急促歇也。

虚者迟大无力软也。

结者时止而迟缓也。

代者不还真可吁也。

牢者如弦沉更实也。

动者鼓动无定居也。

细者虽有但如线也。

长为阳毒三焦热也。

短气壅郁未得倡也。

促阳气拘时兼滞也。

虚为血少热生惊也。

代主气耗细气少也。

牢气满急时主疼也。

结主积气闷兼痛也。

动是虚劳血痢崩也。

◎ 六死

六死者，雀啄、屋漏、弹石、解索、鱼翔、虾游也。

雀啄连来三五啄也。

屋漏半日一点落也。

弹石硬来寻即散也。

解索搭指即散乱也。

鱼翔似有亦似无也。

虾游静中跳一跃也。

◎ 奇经八脉

奇经八脉者，阳维、阴维、阳跷、阴跷、冲脉、任脉、督脉、带脉也。

阳维者为病，苦寒热也。

阴维者为病，苦心痛也。

阳跷者为病，阴缓而阳急也。

阴跷者为病，阳缓而阴急也。

冲之为病，气逆而里急也。

督之为病，脊强而厥冷也。

任之为病，其内苦结，男为七疝，女为瘕聚也。

带之为病，腹满腰胀，溶溶若坐水中也。

◎ 诸症脉象之宜忌

中风宜迟浮，忌急实也。

伤寒宜洪大，忌沉细也。

咳嗽宜浮濡，忌沉伏也。

腹胀宜浮大，忌虚小也。

下利宜微小，忌浮洪也。

狂疾宜实大，忌沉细也。

霍乱宜浮洪，忌微迟也，

消渴宜数大，忌虚小也。

水气宜浮大，忌沉细也。

鼻衄宜沉细，忌浮大也。

心腹疼痛宜沉细，忌浮大也。

上气浮肿宜浮滑，忌微细也。头痛宜浮滑，忌短涩也。

喘急宜浮滑，忌涩脉也。

唾血宜沉弱，忌实大也。

金疮宜微细，忌紧数也。

中恶宜紧细，忌浮大也。

中毒宜数大，忌微细也。

吐血宜沉小，忌实大也。

肠癖宜沉迟，忌数疾也。

内伤宜弦紧，忌小弱也。

风痹宜虚濡，忌紧急也。

温病发热，忌微小也。

腹中有积，忌虚弱也。

病热，忌脉静也。

病泄，忌脉大也。

翻胃宜浮缓，忌沉涩也。

咳逆宜浮缓，忌弦急也。

诸气宜浮紧，忌虚弱也。

痞满宜滑脉，忌涩脉也。

妇人带下宜迟滑，忌虚浮也。

◎ 病危之象

妇人妊娠宜洪大，忌沉细也。

产妇面赤舌青，母活子死也。

面青舌青沫出，母死子活也。

唇口俱青，子母俱死也。

妇人已产，宜小实，忌虚浮也。

妇人劳虚，右寸数者，死也。

鱼口气急者，死也。

循衣摸床者，死也。

口臭不可近者，死也。

面肿、色苍黑者，死也。

发直如麻者，死也。

遗尿不知者，死也。

舌卷卵缩者，死也。

眼目直视者，死也。

面无光者、牙根黑者，死也。

汗出身体不凉者，死也。

头面痛、卒视无所见者，死也。

黑色入耳、目、鼻，渐入口者，死也。

温病大热，脉细小者，死也。

人病脉不病者，名内虚也。

温病汗出不至足者，死也。

病若闭目不欲见人者，宜强急而长，忌浮短而涩也。

病若开目而渴，心下牢者，宜紧实而数，忌浮涩而微也。

病若吐血复衄血者，宜沉细，忌浮大而牢也。

病若谵言妄语，身当有热，脉宜洪大，忌手足厥逆，脉细而微也。

病若大腹而泄者，宜微细而涩，忌紧大而滑也。

◎ 诸病所属脏腑

诸风掉眩者，皆属于肝也。

诸寒收引者，皆属于肾也。

诸湿肿满者，皆属于脾也。

诸痿喘呕者，皆属于胃也。

诸痛痒疮者，皆属于心也。

瘦脱形发热、脉坚急者，死也。

诸热瞀瘛，皆属于火，手少阳三焦经也。（瞀，昏也。瘛，跳动也。）

诸禁鼓栗，如丧神守，皆属于火，手少阴心经也。（禁冷也。）

诸逆冲上，皆属于火，手厥阴心胞络经也。

诸痉强直，皆属于湿，足太阳膀胱经也。

诸腹胀大，皆属于热，足太阴脾经也。

诸燥狂越，皆属于火，足阳明胃经也。

诸暴强直，皆属于风，足厥阴肝经也。

诸病有声，鼓之如鼓，皆属于热，手太阴肺经也。

诸病胕肿，酸疼惊骇，皆属于火，手阳明大肠经也。（胕肿，足皆肿也。）

诸转反戾，水液浑浊，皆属于热，手太阳小肠经也。

诸病水液，澄澈清冷，皆属于寒，足少阴肾经也。

诸呕吐酸，暴注下迫，皆属于热，足少阳胆经也。（暴注，卒然泻也。下迫，里急后重也。）

◎ 虚实劳损

五虚者，脉细、皮寒、气少、泄利前后、饮食不入是也。（糜粥入胃，泄泻止则生。）

五实者，脉盛、皮热、腹胀、前后不通、闷瞀是也。（泻之，大小通利而得汗者生。）

五胜者，气盛则动，热胜则肿，燥胜则干，寒胜则浮，湿胜则濡泄也。

五恶者，心恶热，肺恶寒，肝恶风，脾恶湿，肾恶燥也。

六脱者，脱气、脱血、脱津、脱液、脱精、脱神也。

五劳者：

久视伤血，劳于心也。

久卧伤气，劳于肺也。

久坐伤肉，劳于脾也。

久立伤骨，劳于肾也。

久行伤筋，劳于肝也。

◎ 五脏之劳损

尽力谋虑劳伤乎肝，应筋极也。

曲运神机劳伤乎脾，应肉极也。

意外过思劳伤乎心，应脉极也。

预事而忧劳伤乎肺，应气极也。

矜持志节劳伤乎肾，应骨极也。

◎ 形衰

头者，精神之府。头倾视深，精神将脱也。

背者，胸中之府。背屈肩垂，腑将坏也。

腰者，肾之府。转摇不动，肾将惫也。

骨者，髓之府。不能久立，则振掉，骨将惫也。膝者，筋之府。屈伸不能行，则偻伛，筋将惫也。

一损损于皮毛，皮聚而毛落也。

二损损于血脉，血脉虚少，不能荣于脏腑也。

三损损于肌肉，肌肉消瘦，饮食不能为肌肤也。

四损损于筋，筋缓不能自收持也。

五损损于骨，骨痿不能起于床也。

从上下者，骨痿不能起于床者，死也。

从下上者，皮聚而毛落者，死也。

肺主皮毛，损其肺者，益其气也。

心主血脉，损其心者，调其荣卫也。

脾主肌肉，损其脾者，调其饮食，适其寒温也。

肝主筋，损其筋者，缓其中也。

肾主骨，损其骨者，益其精也。

◎ 五脏之伤

忧愁思虑，则伤心也。

形寒饮冷，则伤肺也。

恚怒气逆，则伤肝也。

饮食劳倦，则伤脾也。

坐湿入水，则伤肾也。

◎ 极则变

亢则害，承乃制也。

寒极则生热也。

热极则生寒也。

木极而似金也。

火极而似水也。

土极而似木也。

金极而似火也。

水极而似土也。

◎ 五郁

五郁者，泄、折、达、发、夺也。

木郁达之谓吐之，令其条达也。

火郁发之谓汗之，令其疏散也。

土郁夺之谓下之，令无壅滞也。

金郁泄之谓渗泄，解表利小便也。

水郁折之谓抑之，制其冲逆也。

◎ 误下、吐、汗之过

心下逆满者，下之过也。

气上冲胸，起则眩晕者，吐之过也。

肉瞤筋惕，足蜷恶寒者，汗之过也。

◎ 诊断要点

脱阳者见鬼，气不守也。

脱阴者目盲，血不荣也。

重阳者狂，气并于阳也。

重阴者癫，血并于阴也。

气留而不行者，为气先病也。

血壅而不濡者，为血后病也。

五脏不和，则九窍不通也。

六腑不和，则流结为壅也。

手屈而不伸者，病在筋也。

手伸而不屈者，病在骨也。

瘛者，筋脉急而缩也。

疭者，筋脉缓而伸也。

搐搦者，手足牵引，一伸一缩也。

舌吐不收者，阳强也。

舌缩不能言者，阴强也。

◎ 四季邪伤

春伤于风，夏必飧泄也。

夏伤于暑，秋必痎疟也。

秋伤于湿，冬必咳嗽也。

冬伤于寒，春必温病也。

◎ 风之病

风者，百病之长也。

风痱者，谓四肢不收也。

偏枯者，谓半身不遂也。

风懿者，谓奄忽不知人也。

风痹者，谓诸痹类风状也。

瘫者，坦也，筋脉弛纵，坦然而不举也。

痪者，涣也，血气散漫，涣而不用也。

◎ 六经辨证要点

太阳则头痛、身热、脊强也。

寒者，天地杀厉之气也。

阳明则目痛、鼻干、不眠也。

伤风者，身热、有汗、恶风也。

伤寒者，身热、无汗、恶寒也。

少阳则耳聋、胁痛、寒热、呕而口苦也。

太阴则腹满、自利、尺寸沉而津不到咽也。

少阴则舌干而口燥也。

厥阴则烦满而囊拳（蜷）也。

表热者，翕然而热也。

里热者，蒸蒸而热也。

项背强者，太阳表邪也。

恶风者，见风则怯也。

发热恶寒者，发于阳也。

无热恶寒者，发于阴也。

寒热往来者，阴阳相胜也。

烦热者，热邪传里也。

煎厥者，气热烦劳也。

薄厥者，气逆大甚也。

解㑊者，脊脉痛，少气不欲言也。

四肢不收者，脾病也。

肉痿者，肌肉不仁也。

肉蠕动者，脾热也。

◎ **成数之症整理**

五饮者，支饮、留饮、痰饮、溢饮、气饮也。

五泄者，脾泄、胃泄、大肠泄、小肠泄、大瘕泄也。（又有飧泄、胃泄、洞泄、濡泄、鹜溏之类。）

脾泄者，腹胀呕逆也。

胃泄者，饮食不化也。

大肠泄者，食已窘迫也。

小肠泄者，泄便脓血也。

大瘕泄者，里急后重也。

鹜溏泄者，大肠有寒也。

肠垢者，大肠有热也。

飧泄者，食不化，脾病也。

脾约者，大便坚而小便利也。

五膈者，忧、恚、寒、热、气也。

五噎者，忧、思、劳、食、气也。

九气者，喜、怒、忧、思、悲、恐、惊、劳、寒、暑也。

五积者，五脏之所生也。

六聚者，六腑之所成也。

肝积在左胁，肥气也。

肺积在右胁，息奔也。

心积在脐上，伏梁也。

肾积在脐下，奔豚也。

脾积居中，痞气也。

五疸者，黄汗、黄疸、酒疸、谷疸、女劳疸也。

五轮者，风、血、肉、气、水也。

八廓者，天、地、水、火、风、云、山、泽也。

五瘿者，肉瘿、筋瘿、血瘿、气瘿、石瘿也。

六瘤者，骨瘤、脂瘤、肉瘤、脓瘤、血瘤、石瘤也。

九种心痛者，饮、食、风、冷、热、悸、虫、疰、去来痛也。

七疝者，寒、水、筋、血、气、狐、癫也。

三消者，多属血虚也。

上消者，肺也。

中消者，胃也。

下消者，肾也。

五痔者，牝、牡、血、脉、肠痔也。

五淋者，气、砂、血、膏、劳也。

五痹者，皮痹、脉痹、肌痹、骨痹、筋痹也。（又有痛痹、着痹、行痹、周痹。）

痛痹者，筋骨掣痛也。

着痹者，着而不行也。

行痹者，走痛不定也。

周痹者，周身疼痛也。

◎ 五脏寒热

肾移寒于肝，则痈肿少气也。

脾移寒于肝，则痈肿筋挛也。

肝移寒于心，则狂、隔中也。

心移寒于肺，则肺消。肺消者，饮一溲二也，死不治。

肺移寒于肾，为涌水。涌水者，按腹不坚，水气客于大肠，疾行则鸣濯濯，如囊裹浆，水之病也。

脾移热于肝，则为惊衄也。

肝移热于心，则死也。

心移热于肺，传为隔消也。

肺移热于肾，传为柔痓也。

肾移热于脾，传为虚肠癖，死不可治也。

胞移热于膀胱，则癃，溺血也。

膀胱移热于小肠，膈肠不便，上为口糜也。

小肠移热于大肠，为虙瘕，为沉也。

大肠移热于胃，善食而瘦，谓之食㑊。

胃移热于胆，亦曰食㑊。

胆移热于脑，则辛頞鼻渊。鼻渊者，浊涕下不止也。

◎ 四气五味

五味者，辛，甘、苦、酸、咸也。

多食辛，则筋急而爪枯也。

多食甘，则骨痛而发落也。

多食苦，则皮槁而发拔也。

多食酸，则肉胝䐢而唇揭也。

多食咸，则脉凝注而变色也。

酒者，气厚上升，阳也。

肉者，味厚下降，阴也。

味之薄者，为阴中之阳。味薄则通，酸、苦、平、咸是也。

味之厚者，为阴中之阴。味厚则泄，酸、苦、咸，寒是也。

气之薄者，为阳中之阴。气薄则发泄，辛、甘、淡、平、寒、凉是也。

气之厚者，为阳中之阳。气厚则发热，辛、甘、温、热是也。

轻清成象，（味薄茶之类，）本乎天者，亲上也。

重浊成形，（味厚大黄之类，）本乎地者，亲下也。（各从其类。）

气味辛甘发散为阳也。

气味酸苦涌泄为阴也。

清阳发腠理，清之清者也。（清肺以助天真。）

清阳实四肢，清之浊者也。（荣华腠理。）

浊阴归六腑，浊之浊者也。（坚强骨髓。）

浊阴走五脏，浊之清者也。（荣养于神。）

◎ 七方

七方者，大、小、缓、急、奇、偶、复也。

大者，君一臣三佐九，制之大也。（远而奇偶，制其大服也。大则数少，少则二之。肾肝位远，服汤散不厌频而多。）

小者，君一臣二，制之小也。（近而奇偶，制小其服也。小则数多，多则九之。心肺位近，服汤散不厌频而少。）

缓者补上、治上制以缓，缓则气味薄也。（治主以缓，缓则治其本。）

急者补下、治下制以急，急则气味厚也。（治主以急，急则治其标。）

奇者，君一臣二，奇之制也；君二臣三，奇之制也。（阳数奇。）

偶者，君二臣四，偶之制也：君二臣六，偶之制也。（阴数偶。）

复者，奇之不去则偶之，是为重方也。

◎ 十剂

十剂者，宣、通、补、泻、轻、重、滑、涩、燥、湿、寒、热也。

宣可以去壅，姜、橘之属是也。

通可以去滞，木通、防己之属是也。

补可以去弱，人参、羊肉之属是也。

泻可以去闭，葶苈、大黄之属是也。

轻可以去实，麻黄、葛根之属是也。

重可以去怯，磁石、铁浆之属是也。

滑可以去着，冬葵子、榆白皮之属是也。

涩可以去脱，牡蛎、龙骨之属是也。

燥可以去湿，桑白皮、赤小豆之属是也。

湿可以去枯，白石英、紫石英之属是也。

寒可以去热，大黄、朴硝之属是也。

热可以去寒，附子、官桂之属是也。

◎ 昼夜与诸病

百病昼则增剧，夜则安静，是阳病有余，乃气病而血不病也。

夜则增剧，昼则安静，是阴病有余，乃血病而气不病也。

昼则发热，夜则安静，是阳气自旺于阳分也。

昼则安静，夜则发热、烦躁，是阳气下陷入阴中也。（名曰热入血室。）

昼则发热、烦躁，夜亦发热、烦躁，是重阳无阴也。（当亟泻其阳，峻补其阴。）

夜则恶寒，昼则安静，是阴血自旺于阴分也。

夜则安静，昼则恶寒，是阴气上溢于阳中也。

夜则恶寒，昼亦恶寒，是重阴无阳，当亟泻其阴，峻补其阳也。

昼则恶寒，夜则烦躁，饮食不入，名曰阴阳交错者，死也。

◎ 昼夜与诸病

火多水少，为阳实阴虚，其病为热也。

水多火少，为阴实阳虚，其病为寒也。

白者肺气虚。

黑者肾气足也。

肥人湿多。瘦人火多也。

◎ 治法之选取

在表者，汗而发之也。

在里者，下而夺之也。

在高者，因而越之也。（谓可吐也。）

剽悍者，下而收之也。

脏寒虚脱者，治以灸焫也。

脉病挛痹者，治以针刺也。

血室蓄结肿热者，治以砭石也。

气滞痿厥寒热者，治以导引也。

经络不通、病生于不仁者，治以醪醴也。

血气凝注、病生筋脉者，治以熨药也。

◎ 中医养生心法

人能健步，以髓会绝骨也。

肩能任重，以骨会大杼也。

少壮寐而不寤者，此血有余气不足也。

老人寤而不寐者，此气有余而血不足也。

前贫后富，喜伤心也。

前富后贫，多郁火也。

开鬼门者，谓发其汗也。

洁净府者，谓利小便也。

老衰久病者，补虚为先也。

少壮新病者，攻邪为主也。

节戒饮食者，却病之良方也。

调理脾胃者，医中之王道也。

◎ 四诊

望而知之者，谓之神，望其五色，以知其病也。

闻而知之者，谓之圣，闻其五音，以识其病也。

问而知之者，谓之工，问其所欲五味，以审其病也。

切而知之者，谓之巧，切其脉，以察其病也。

◎ 医学流派所重

外感法张仲景也。

内伤法李东垣也。

热病用刘河间也。

杂病用朱丹溪也。

◎ 总心法

识感、中、伤三者，标本之微甚也。

明内、外、不内外，均表里之虚实也。

必先岁气，勿伐天和也。

能合色脉，可以万全也。

天地有南北之不同也，人身有虚实之各异也。

化而裁之，存乎变也；神而明之，在乎人也。

◎ 结论

医演岐黄，神圣之术也，学推孔孟，仁义之心也。此前圣之确论，为医家之所宗也。诚后学之阶梯，乃云林之所述也。